小児チック症
診療ガイドライン

監修
日本小児神経学会

編 集
チック症診療ガイドライン策定ワーキンググループ

診断と治療社

小児チック症診療ガイドライン

▌発刊にあたって

　日本小児神経学会は小児神経疾患の診療標準化を目指しており，2011 年にガイドライン統括委員会を発足させました．本学会ではこれまでに 3 つのガイドライン「熱性けいれん診療ガイドライン 2015」「小児急性脳症診療ガイドライン 2016」および「小児けいれん重積治療ガイドライン 2017」を発刊し，2023 年には，それぞれ「熱性けいれん（熱性発作）診療ガイドライン 2023」「小児急性脳症診療ガイドライン 2023」「小児てんかん重積状態・けいれん重積状態治療ガイドライン 2023」として改訂しました．さらに，「小児痙縮ジストニア診療ガイドライン」も発行予定となっております．日本小児神経学会が発行する 5 つ目の本ガイドラインは，「チック症診療ガイドライン策定 WG」によって原案が作成され，本学会員による内部評価，関連学会による外部評価，さらに Minds による AGREE Ⅱ評価を経て発刊に至りました．本ガイドライン策定に尽力されました本ガイドライン策定 WG 委員ならびにご協力いただきました関連学会，患者団体の皆様，日本小児神経学会員の皆様には，心より感謝申し上げます．

　チック症は，神経発達症に含まれ，一過性のものも含めますと子どもの 5～10 人に 1 人が経験するありふれた症状です．チックの症状は，軽症から重症まで幅広く，出現・消失・増悪・改善を繰り返すことがあります．また，多彩な運動チックと 1 つまたはそれ以上の音声チックを認め，チックが 1 年以上持続する場合，トゥレット症と呼ばれ，生活に支障をきたすことがあります．チックは子どもによくみられる症状ですが，わが国においてガイドラインは存在せず，標準的な指導や治療がなされていません．また，チック症は，他の神経発達症や精神疾患を併存することがありますので包括的な評価と治療，支援が必要です．以上のような点を鑑み，チック症の症状から鑑別，併存疾患，治療（薬物治療・心理療法・認知行動療法）を網羅するガイドラインを策定しました．

　本ガイドラインで示された治療選択は画一的なものではなく，推奨は参考にすぎません．実際の治療に当たる場合，病院機能や医療環境がそれぞれ異なりますので，治療方針の決定は，主治医の総合的判断に基づいて行われるべきであることはいうまでもありません．チック症の薬物治療には，適応外使用として使われている薬剤が多数あります．本ガイドラインでも，適応外使用薬もその旨を明記したうえで紹介しています．これらの薬剤の使用には，施設ごとに倫理的配慮を含めてご検討いただきたいと思います．さらに重要な点として，本ガイドライン

は医療の質の評価，医事紛争や医療訴訟などの判断基準を示すものではないため，医療裁判に本ガイドラインを用いることは認めていません．

　本ガイドラインが，チック症診療に携わる一般小児科医・小児神経科医・児童精神科医，医療従事者，教育関係者，他の皆様にとって，役立つものであることを願っています．本ガイドラインをご活用いただき，皆様からのフィードバックをいただくことにより，今後の改訂に役立てて参りたいと思います．

2023 年 12 月

日本小児神経学会
理事長　　　　　　　　　　加藤　光広
ガイドライン統括委員会担当理事　　前垣　義弘
ガイドライン統括委員会委員長　　柏木　充

小児チック症診療ガイドライン

▌序文

　チック症は，子どもの5〜10人に1人が経験するありふれたものであり，比較的短期間で軽快したり，消失することも多いため，「くせ」の1つとして見逃されがちです．一方，長期間にわたって激しいチック症が続き，生活に支障をきたすこともあります．特に，運動チックと音声チックがともにみられ，チック症が長期間続く場合にトゥレット症と呼ばれ重症例も経験しますが，トゥレット症の重症度も一様ではありません．トゥレット症には様々な精神行動上の問題を併存することがあり，それによっても状態が一人ひとり異なります．トゥレット症を含めてチック症を有する人のあり方は千差万別なのです．チック症全体に共通する点は，親の育て方の問題が原因ではなく，遺伝的素因が関与しており，大脳基底核と大脳皮質をつなぐ脳内回路の機能に問題があると想定されていることです．発達の過程で本人と周囲との関係によって，チック症の表現が変化することもあります．チック症は，DSM-5の神経発達症群に含まれるようになりましたが，すでに社会的認知が進んでいる自閉スペクトラム症や注意欠如・多動症などの神経発達症と比べて認知度が低く，適切な理解や対応がなされていないと思われます．また，一般小児科医と小児神経科医・児童精神科医との役割分担や連携についても明確な指針はありません．わが国におけるチック症診療のガイドラインはこれまで作成されたことはありませんでした．

　このような背景から，日本小児神経学会では，ガイドライン統括委員会の指導のもと，2018年にチック症診療ガイドライン策定ワーキンググループを設置し，約4年間の歳月をかけて「小児チック症診療ガイドライン」を作成しました．本ガイドラインが，チック症診療に携わる一般小児科医・小児神経専門医・児童精神専門医の先生方，医療従事者，教育関係者のお役に立つことを祈念いたします．

2023年12月

日本小児神経学会
チック症診療ガイドライン策定ワーキンググループ委員長　　山下　裕史朗

Introduction

本ガイドラインがカバーする内容に関する事項

1. タイトル

小児チック症診療ガイドライン

2. 目的

本ガイドラインを作成するにあたって，目的を以下の3点としてガイドラインがカバーする内容を考えた．

・児および家族への治療・教育・支援の充実

・小児チック症診療を取り巻く診療環境や支援環境の改善

・早期発見・介入を含めた各診療施設間の連携の円滑化

3. トピック

小児におけるチック症の診断と治療

4. 想定される利用者，利用施設

本ガイドラインの利用者および利用施設を下記のように想定した．

・一次医療診療医(一般小児科医，プライマリ・ケア医)

・二次医療診療医(小児神経科医，児童精神科医)

・幼稚園，保育所，小学校～高校の教育者(教育現場)

診療アルゴリズム・フロー図も，一般小児科医と小児神経科医・児童精神科医との連携や役割分担がわかりやすいように CQ の順番も一般小児科医から専門医という番号の流れにした(p.10)．

5. 既存ガイドラインとの関係

国内外の規定した検索範囲で小児チック症に関するガイドラインは以下のものが該当した．

a. 国内

2018 年 10 月で該当するガイドライン：なし

b. 国外

以下 4 件が広く知られるガイドライン：

1)英国国立医療技術評価機構(National Institute for Health and Care Excellence：NICE)：Clinical effectiveness and patient perspectives of different treatment strategies for tics in children and adolescents with Tourette syndrome: a systematic review and qualitative analysis(2016)

2)米国児童青年精神医学会(American Academy of Child and Adolescent Psychiatry：AACAP)：Practice parameter for the assessment and treatment of children and adolescents with tic disorders (2013)

3)欧州トゥレット症候群学会(European Society for the Study of Tourette syndrome：ESSTS)：European clinical guidelines for Tourette syndrome and other tic disorders(2011)

4)Pringsheim T(ed)：Canadian Guidelines for the Evidence-Based Treatment of Tic disorders(2012)

6. 重要臨床課題(key clinical issue)

1）小児チック症の早期発見や早期介入のために妥当な症状を明らかにする必要がある.

2）小児チック症に対して，器質的疾患の鑑別を行う場合に，脳波および MRI 検査などの画像検査について実施を検討するべきかについて明らかにする必要がある.

3）小児チック症において，併存疾患がある場合に，投薬の選択などの治療内容に反映させるべきかを明らかにする必要がある.

4）小児チック症を専門医に紹介するときに考慮するべき項目は，時期なのか，症状なのかを明らかにする必要がある.

5）一次医療(プライマリ・ケア)においてチック症を診療する場合，治療を開始するべき時期を明らかにする必要がある.

6）チック症は生活指導や疾病教育が重要であるが，有効であるかを明らかにする必要がある. 加えて，学校を含む教育現場などへの情報提供や環境調整の依頼が有効かを明らかにする必要がある.

7）一次医療(プライマリ・ケア)にチック症への薬物治療を考慮する場合，推奨される内服・漢方薬治療を明らかにする必要がある.

8）一次医療(プライマリ・ケア)において，チック症に対する心理療法は有効か明らかにする必要がある.

9）一次医療(プライマリ・ケア)において，推奨される経過観察期間と治療介入を終了することを検討するのに妥当な時期を明らかにする必要がある.

10）チック症に多くみられる併存症(ASD，ADHD，OCD，不安障害)を伴う場合に，治療内容に考慮するべきかを明らかにする必要がある.

11）適応のある各治療薬の効果や推奨を明らかにする必要がある.

12）専門医が行うチック症の診療において，認知行動療法やハビットリバーサル(HRT)が有効であるかを明らかにする必要がある.

7. ガイドラインがカバーする範囲

・本ガイドラインがカバーする範囲＝チック症およびトゥレット症と診断，または疑われる 18 歳未満の小児.

・本ガイドラインがカバーしない範囲＝ 18 歳以上に該当する成人.

システマティックレビューに関する事項

1. 実施期日

・文献検索……………………………… 3 か月（2018/12/01 〜 2019/02/28）

・文献の選出・SR…………………………… 3 か月（2019/03/01 〜 2019/05/31）

・エビデンス総体の評価と統合………… 1 か月（2019/06/01 〜 2019/06/30）

2. エビデンスの検索

a. エビデンスタイプ RCT

既存の診療ガイドライン，システマティックレビュー（SR）/メタアナリシス（MA）論文，個別研究論文を対象として検索．

上記文献で十分なエビデンスが見出された場合には，そこで検索を終了して，エビデンスの評価，統合へ進む．

個別研究論文としては，ランダム化比較試験（RCT），非 RCT，観察研究を検索対象とする．

b. データベース

個別研究論文・SR/MA 論文については，以下を使用．

・PubMed，Cochrane Review，医中誌

既存の診療ガイドラインについては，国外ガイドライン 4 件を参照．

c. 検索の基本方針

介入の検索に関しては，PICO（Patient, Intervention, Comparison, Outcome）フォーマットを用いる．P と I と研究デザインの組み合わせ，時に C も特定する．O については特定しない．

d. 検索対象の期間

すべてのデータベースについて，2018 年 10 月末まで．

e. 言語限定・除外対象

すべてのデータベースについて，日本語，英語に限定し，その他の言語は対象としない．また，文献種別として，会議録を含まない．

3. 文献の選択基準・除外基準

①採用条件を満たす診療ガイドライン，SR が存在する場合，それを第一優先とする．検索日が 1 年以上経過しているガイドライン・SR は新たな RCT が実施されていないかを確認する．

②採用条件を満たす診療ガイドライン，SR が存在しない場合，個別研究論文を対象として，新規で SR を実施する．または，検索されていない年数だけ検索する．

③新規 SR では，採用条件を満たす RCT を優先して実施する．

④条件を満たす RCT がない場合，非 RCT（介入研究），または，観察研究（対照群があるもの）を対象とする．

⑤採用条件を満たす観察研究がない場合，SR は実施しない．この場合，既存のガイドラインに加え，委員会独自でハンドサーチを実施しエキスパート・オピニオンをベースに推奨を作成する．

4. エビデンスの評価と統合の方法

・個々の研究のバイアスリスク評価には Cochrane Review の評価ツールを使用し，エビデンス総体の評価には GRADE アプローチの方法に基づく（GRADE Handbook）．

・効果指標の統合は，質的な統合を基本とし適切な場合は量的な統合も実施する．

推奨作成から最終化，公開までに関する事項

1. 推奨作成基本方針

推奨の決定は，策定ワーキンググループのパネル会議に基づく．

意見の一致をみない場合は，投票で決定する．

推奨の決定は，エビデンスの評価と統合で作成された資料を参考に，「アウトカムの全体にわたる総括的なエビデンスの確実性」「望ましい効果と望ましくない効果のバランス」「患者の価値観と希望」「資源の利用（コスト）」などを考慮して行う．

具体的には，SR によって作成された Evidence Profile や Summary of Findings（SoF）Table などを参考に，Evidence to Decision（EtD）Framework を用いて推奨とその強さを決める．

エビデンスの確実性は「強い」「中程度」「弱い」「非常に弱い」の4段階，推奨の強さについては，「強く推奨する」「弱く推奨する」「明確な推奨ができない」の3段階で評価する．

2. 最終化

追加すべき事項（ガイドラインの位置付け，活用法，評価方法など）を記載し，草案を作成．

草案に対して，外部評価，およびパブリックコメントを募集する．

上記評価を参考にし，診療ガイドラインを最終化する．

3. 外部評価の具体的方法

小児チック症診療ガイドライン（案）に対するパブリックコメントを患者および保護者の会である日本トゥレット協会に求める．また，小児チック症を診療する機会が多い小児科医が会員の主体である日本小児神経学会および日本小児心身医学会の評議員にそれぞれメーリングリストを通じてパブリックコメントを求める．小児神経科医，小児心身症医とともに小児チック症を診療している専門医である児童精神科医を代表して日本児童青年精神医学会の金生由紀子先生（東京大学大学院医学研究科こころの発達医学分野）と岡田俊先生（国立精神・神経医療研究センター精神保健研究所知的・発達障害研究部）には適宜コメントや修正をいただく．パブリックコメントおよび外部評価者の意見に基づいてガイドラインを修正し，最終案として公開する．

4. 公開の予定

外部評価，パブリックコメントへの対応が終了したら，ガイドライン統括委員会が公開の最終決定をする．

公開の方法は，策定ワーキンググループとガイドライン統括委員会が協議のうえ決定する．

小児チック症診療ガイドライン　作成組織

監修
日本小児神経学会

編集
チック症診療ガイドライン策定ワーキンググループ

日本小児神経学会ガイドライン統括委員会（委員：五十音順）

●担当理事
前垣　義弘　　　鳥取大学医学部脳神経医科学講座脳神経小児科学分野

●委員長
柏木　　充　　　市立ひらかた病院小児科

●委員
稲垣　真澄　　　鳥取県立鳥取療育園
白石　秀明　　　北海道大学病院小児科・てんかんセンター

●前委員
是松　聖悟　　　埼玉医科大学総合医療センター小児科

●アドバイザー
福田冬季子　　　浜松医科大学医学部医学科浜松成育医療学講座

チック症診療ガイドライン策定ワーキンググループ（委員：五十音順）

●委員長
山下裕史朗　　　久留米大学医学部小児科

●委員
石井　隆大　　　久留米大学医学部小児科
石田　　悠　　　東京医科大学小児科・思春期科学分野
稲垣　真澄　　　鳥取県立鳥取療育園
井上　　建　　　獨協医科大学埼玉医療センター子どものこころ診療センター

加賀　佳美　　山梨大学医学部小児科・てんかんセンター

小坂　拓也　　福井大学医学部小児科・子どものこころ診療部

作田　亮一　　獨協医科大学埼玉医療センター子どものこころ診療センター

田中　朋美　　富山大学医学部小児科

友田　明美　　福井大学子どものこころの発達研究センター，福井大学医学部附属病院子どものこころ診療部

永光信一郎　　福岡大学医学部小児科

星野　恭子　　昌仁醫修会 瀬川記念小児神経学クリニック

宮島　　祐　　東京家政大学子ども支援学部子ども支援学科

八木　信一　　富山大学医学部小児科

◉アドバイザー

須貝　研司　　ソレイユ川崎小児科

システマティックレビューチーム（委員：五十音順）

◉委員長

石井　隆大　　久留米大学医学部小児科

◉委員

石田　　悠　　東京医科大学小児科・思春期科学分野

井上　　建　　獨協医科大学埼玉医療センター子どものこころ診療センター

加賀　佳美　　山梨大学医学部小児科・てんかんセンター

小坂　拓也　　福井大学医学部小児科・子どものこころ診療部

外部評価者

◉日本児童青年精神医学会

金生由紀子　　東京大学大学院医学研究科こころの発達医学分野

岡田　　俊　　国立精神・神経医療研究センター精神保健研究所知的・発達障害研究部

外部評価（パブリックコメント）

日本小児神経学会

日本小児心身医学会

日本トゥレット協会

小児チック症診療ガイドライン　作成過程

作成過程

　本ガイドラインは，公益財団法人日本医療機能評価機構が運営する Minds（Medical Information Network Distribution Service）が推進する診療ガイドライン作成の手引き 2014 年版にできるだけ沿って作業を進めた．日本小児神経学会ガイドライン統括委員会による小児チック症ガイドライン作成の意思決定，予算措置，理事会承認を経て，2019 年にチック診療ガイドライン策定ワーキンググループを設置した．ガイドライン策定ワーキンググループは，大学病院，総合病院の他，療育センター，クリニックで働いている医師など幅広い立場の医師によって構成された．策定ワーキンググループは，臨床現場でのニーズに対応する重要臨床課題（key clinical issue）をクリニカルクエスチョン（clinical question：CQ）に検討設定し，それをもとに CQ を決定し，スコープを確定した．システマティックレビューチーム（systematic review team：SR チーム）が，ガイドライン策定グループが設定した CQ に対して，文献検索後のエビデンスを基にシステマティックレビューを実施した．文献検索は，検索の客観性を保つために日本図書館協会に文献検索の依頼を行った．検索の結果，各 CQ に対する RCT エビデンスが乏しく，SR レポートができないものがほとんどであった．限られたエビデンスではあるが，ガイドライン策定グループは，文献検索のエビデンスおよび検索時以降の文献については，ハンドサーチ含めて検索を行い，海外のガイドラインの解説等も参考にしながら，各 CQ に対する推奨文および解説を作成した．エビデンスの確実性については，「強い」「中程度」「弱い」「非常に弱い」の 4 段階で評価した．推奨の強さについては，「強く推奨する」「弱く推奨する」「明確な推奨ができない」の 3 段階で評価した．各 CQ のエビデンスの確実性，推奨の強さについては，策定ワーキンググループ 14 名で 2 回にわたって（1 回目 2022 年 1 月 24 日，2 回目 2 月 23 日）コロナ禍のためオンライン審議した．推奨の強さに関しては，修正 Delphi 法（RAND/UCLA Appropriateness Method：RAM）に基づいて合意を得た．RAM による合意形成形式は，提案された推奨文草案に対する同意の度合いを全く同意しない（1 点）から強く同意する（9 点）までの 9 段階の尺度で評価集計し，多くの意見が 7～9 点に集約されたことで同意と判定する方法である．1 回目のオンライン会議にて 7 点以上で合意に達した CQ は，CQ1～3，5，6，8，9，11，12 であった．CQ4，7，10 に関しては，1 回目のディスカッション後に修正し，2 回目の投票を行い 2 回目のオンライン会議で 7 点以上で合意を得た．

　本ガイドラインの作成に携わった委員長，委員，外部評価者全員が，「日本小児神経学会医学系研究の COI 管理に関する指針」に則り，日本小児神経学会に COI 状態を申告した．経済的 COI についても，委員長，委員，外部評価者がガイドライン作成に影響を与えていないことを確認した．学術的 COI に関しては，推奨決定時のパネル会議に外部評価者 1 名を招聘して監査を行った．作成資金は，日本小児神経学会による支援を受けた．

　2023 年 8 月 9 日，ガイドライン案に関する公開前評価を Minds に依頼し，2023 年 9 月 28 日

に診療ガイドライン評価専門部会員4名による評価完了．評価結果承認を2023年11月10日に得た．レポートを11月17日に受け，AGREE II 評価表に基づいて指摘を受けた項目について最終的な追記・修正を行った．

診療ガイドラインの普及，改訂と推奨の実施モニタリングについて

　本ガイドラインは，診断と治療社より出版物として刊行し，その販売を通じて普及に努める．また，日本小児神経学会学術集会や日本小児科学会におけるシンポジウムや講演会などで本ガイドラインを解説することにより，小児科医，小児神経科医に内容の普及と啓発を進める．

　本ガイドラインの改訂は刊行後5年を目標とし，一部委員を入れ替えた改訂 WG において準備を進める．日本小児神経学会ならびに日本小児心身医学会評議員にアンケート調査を実施し，本ガイドラインの使用状況や推奨の遵守状況を監査するとともに，推奨の導入による影響を評価して，今後の改訂版ガイドラインに反映する．また患者および保護者の会である日本トゥレット協会の定例会で本ガイドラインを説明することで理解啓発と当事者や保護者からのフィードバックを得て，次回改訂に活かす．次回の改訂では，専門医の地域別の偏在やトランジションについて調査して CQ として取り上げるべきか検討したい．またハビットリバーサルやリラクセーショントレーニングなど文章では伝わりにくい具体的方法を動画で学べるようなしくみも取り入れたい．

目次

第1章　総論

第2章　推奨

ガイドラインサマリー

CQ・推奨	推奨の強さ	エビデンスの確実性
CQ1　小児チック症として妥当な症状は何か？		
推奨 単純運動チックは，瞬き等の目や顔が最も多く，複雑運動チックは手でたたく，触るなどが多い．単純音声チックは，喉をならす，音を出す，鼻をすする等が多く，複雑音声チックは，他人の言葉を繰り返す反響言語，反復言語(パリラリア)，汚言症(コプロラリア)が多い．以上を妥当な症状として提案する．	明確な推奨ができない	非常に弱い
CQ2　どの時期に治療を開始することが推奨されるか？また，年齢を判断基準にすることが推奨されるか？		
推奨 1.開始時期や年齢の決まりはない． 2.チック症の重症度と併存症を考慮して治療方針を決定することが望ましい．	明確な推奨ができない	非常に弱い
CQ3　小児チック症への生活指導や疾病教育は推奨されるか？		
推奨 患児，家族に対するチック症への生活指導や疾病教育は推奨される．	弱く推奨する	非常に弱い
CQ4　小児チック症の環境調整は推奨されるか？		
推奨 チック症に対する家庭や学校などにおける環境調整は推奨される．	強く推奨する	非常に弱い
CQ5　一般小児科医が初期治療として薬物治療(を行うこと)が推奨されるか？ 　ⅰ．推奨される処方内容は？ 　ⅱ．漢方薬は推奨されるか？		
推奨 一般小児科医がチック症に対する診療を行う際は，まずは環境調整や心理教育を行うことが推奨される．一般小児科医が薬物治療を行うことを妨げるものではないが，薬物治療の適応としては，環境調整や心理教育等を行っても改善のみられない症例(中等症〜重症例)が対象となる．	弱く推奨する	非常に弱い
ⅰ．一般小児科医がチック症の児に対して処方を行う際には，アリピプラゾールやリスペリドンが推奨される．	弱く推奨する	中程度
ⅱ．漢方薬の有効性について明確に示されたものは少ない．	明確な推奨ができない	非常に弱い
CQ6　小児チック症の治療に対する心理療法は推奨されるか？		
推奨 心理教育，支持的心理療法は弱く推奨する． リラクセーショントレーニング，アンガーコントロールトレーニング，ペアレントトレーニングは推奨されない．	弱く推奨する	非常に弱い
CQ7　小児チック症に併存するADHDの薬物治療に何が推奨されるか？		
推奨 ADHD症状およびチック症治療にグアンファシンまたはアトモキセチンを推奨する．	弱く推奨する	弱い

CQ8 専門医につなぐことが推奨される時期はいつか？		
推奨 ADHD，OCD，うつ症状，自傷行為等の併存症を伴う場合や QOL の低下を認めるときは，小児神経科医や児童精神科医への早期の紹介を推奨する．明確な身体症状がない長引く咳は，アレルギー関連の咳や心因性の咳以外に音声チックとの鑑別が必要になるため小児神経科医に紹介することを提案する．	弱く推奨する	非常に弱い

CQ9 小児チック症の診断に脳波検査 / 画像検査は推奨されるか？		
推奨 てんかんや中枢神経系病変との鑑別が必要な症例では脳波検査，画像検査を行うことを推奨する．	弱く推奨する	非常に弱い

CQ10 小児チック症に伴う OCD に推奨される治療は何か？		
推奨 OCD 合併例において認知行動療法(CBT)や選択的セロトニン再取り込み阻害薬(フルボキサミン)の明確な推奨はできない．	明確な推奨ができない	非常に弱い

CQ11 専門医が行う本人・家族への生活指導内容で伝えることが推奨される内容は何か？		
推奨 専門医が行う患児・家族への生活指導内容では，トゥレット症および慢性チック症の自然経過，チック症状による機能障害を評価することの必要性，患児および周囲の対応，治療の適応とその内容(薬物治療や心理療法)を伝えることが推奨される．	強く推奨する	弱い

CQ12 以下の薬剤は治療薬として推奨されるか？ ・リスペリドン ・アリピプラゾール ・抗てんかん薬(トピラマート，レベチラセタム) ・極少量レボドパ療法		
推奨 チック症に対する薬物治療として，抗精神病薬(リスペリドン，アリピプラゾール)を推奨する．ただし，日本では 2023 年時点で小児チック症(およびトゥレット症)に対する薬物治療として保険適用のある薬剤はないため，併存症治療としての使用のみ許可される． 抗てんかん薬，極少量レボドパ療法はエビデンスに乏しく，使用を推奨しない．		
・リスペリドン ・アリピプラゾール	強く推奨する	中程度
・抗てんかん薬 　トピラマート 　レベチラセタム ・極少量レボドパ療法	明確な推奨ができない	非常に弱い

CQ13 小児チック症に対するハビットリバーサル(HRT)，チック症のための包括的行動的介入(CBIT)および曝露反応妨害法(ERP)は推奨されるか？		
推奨 ハビットリバーサル(HRT)，チック症のための包括的行動的介入(CBIT)および曝露反応妨害法(ERP)は強く推奨される．	強く推奨する	中程度

CQ14 内服治療の終了が推奨される時期はいつか？		
推奨 チック症に対する薬物治療を終了する時期について明確な推奨はない	明確な推奨ができない	非常に弱い

略語一覧

略語	名称（英語）	名称（日本語）
ADHD	attention-deficit/hyperactivity disorder	注意欠如・多動症
ASD	autism spectrum disorder	自閉スペクトラム症
CBIT	comprehensive behavioral intervention for tics	チック症のための包括的行動的介入
CBT	cognitive behavioral treatment	認知行動療法
CGI score	clinical global impression score	臨床全般印象尺度
DBS	deep brain stimulation	脳深部刺激療法
DSM-5	Diagnostic and Statistical Manual of Mental Disorders - 5	精神疾患の診断・統計マニュアル第5版
DTI	diffusion tensor imaging	拡散テンソル画像
ERP	exposure and response prevention	曝露反応妨害法
FDA	Food and Drug Administration	米国食品医薬品局
fMRI	functional MRI	機能的MRI
HRT	habit reversal training	ハビットリバーサル
ICD	International Statistical Classification of Diseases and Related Health Problems	国際疾病分類
OCD	obsessive-compulsive disorder	強迫症
PUTS	premonitory urge for tics scale	チックの前駆衝動尺度
QOL	quality of life	クオリティ・オブ・ライフ　いのちの輝き，生活（人生）の質
RCT	randomized controlled trial	ランダム化比較試験
SMD	standard mean difference	標準化平均差*
SSRI	selective serotonin re-uptake inhibitor	選択的セロトニン再取り込み阻害薬
YGTSS	Yale global tic severity scale	イェール全般的チック重症度尺度

＊標準化平均差とは，推定平均値の差を標準偏差の推定値で割ったもの．異なる尺度で測定している研究結果を統合することが可能となる．

第 1 章

総論

疾患トピックの基本的特徴

臨床的特徴

　チックは突発的，急速，反復性，非律動性の運動または発声と定義され，米国精神医学会の診断と統計マニュアル(DSM-5)では神経発達症群の中の運動症群に含まれる[1]．トゥレット症を含めたチック症全体が，発達障害者支援法の対象となり，DSM-5 の神経発達症群に含まれたことで，日本でも米国でもチック症が発達障害として認識されるようになった．

　チックによって特徴づけられる症候群がチック症である．またトゥレット症はチック症の一種である．その種類と持続期間により，トゥレット症，持続性(慢性)運動または音声チック，暫定的チック症に分類される．症状は幼児期後半から学童期に発現することが多い．男女比は，2：1〜4：1である．家族性素因がよくみられ，ADHD，OCD などを併発することが多い．

1. チックの症状 (表1)[2]

　チックには，運動チックと音声チックがある．短い一般的なチックである単純チックと，持続がより長くて意味があるようにみえる複雑チックに分けられる．単純運動チックは，

表1　チックの種類と出現部位

1. 運動チック	①顔面	・眼瞼：まばたき
		・眼球：上転，偏位，回転
		・鼻：鼻孔を開く，鼻をぴくぴくさせる
		・口：ゆがめる，大きく開く，舌で唇をなめる
		・顔全体：ゆがめる
	②頸部	・首を振る(前後，左右，回転)
	③肩	・肩をぴくっとさせる，肩を上げる，肩を回す
	④上肢	・上肢をぴくっとさせる，上肢をくねらせる，前腕の回外・回内
		・指をくねらせる，曲げる，テーブルをさわる，たたく
	⑤体幹	・そらす，ねじる，くねらせる，ぴくっとさせる
	⑥下肢	・蹴飛ばす，強直させる，スキップ，急に膝を曲げる，後ろに下がる
2. 音声チック	①鼻をすする	
	②咳払い	
	③奇声	・アッ，ヒヤッ，バッなどの大声
		・意味のない単語，反響言語，反復言語
	④汚言	・バカ，死ね，くそババア，性的な卑猥な言葉(コプロラリア)

〔星加明徳．チック，トゥレット障害の診断から治療まで．柳澤正義，監修．田原卓浩，編．メンタルヘルスケア．東京：中山書店，2004：58-9. より一部改変〕

まばたき，顔しかめ，首振り，肩すくめなどよくみるチックで，目のチックなど顔面のチックが最も多い．運動チックの症状は顔，特に瞼のまばたきなど軽微な症状で始まることが多く，保護者も当初は気づかず，見過ごされていることが多い．年長児になると，眼が痒いから，眼が気になるから，などを理由として症状が出現していることもしばしば認められる．次第に首を振ったり，身体を動かすなど目立つ動作になって気づかれるようになる．一般小児科外来を受診する児には，まばたき，首を振る，咳ばらいの3症状が多いといわれている[3]．本来初発部位でない上肢，体幹，下肢などから出現したチック様運動については他の神経疾患との鑑別に注意が必要である．

　単純音声チックでは，咳払いが最も多いが，鼻鳴らし，鼻すすり，喉をならすなどの他に「ア」などの声を発することもある．複雑運動チックは，持続時間が数秒間とやや長く，複数の動きが組み合わさったり，一連の動きになったりする．腕の屈伸，ジャンプする，ものに触る，後ろを振りむくなどである．自分をたたいたり，自分の口腔内を噛むなどの自傷行為になることもある．複雑音声チックには，単語や文を発するなどがある．また，耳にした言葉を発してしまうエコラリア（反響言語）や社会的に不適切でしばしば卑猥な言葉を発するコプロラリア（汚言症），自分のいった言葉を繰り返すパリラリア（反復言語）も含まれる．

2.　チックの変動性[4,5]

　チックの特徴として，その種類，部位，回数，強さなどがしばしば変動することがあげられる．変動は特にきっかけなく生じることもあれば，心理的または身体的状態に伴って変動することがある．不安や緊張が増すとき，強い緊張が解けたとき，楽しくて興奮したときなどにチックが多くなる傾向がある．一方，一定の緊張で安定しているとき，集中して作業をしているときなどにチックが少なくなる傾向がある．睡眠時や発熱時にもチックが減少することがある．生活の場面では，家庭のほうが学校や職場よりもチックが出やすい人が多いが逆もある．1日の中でもチック症状は変動しやすい．

3.　チックと感覚現象[4,5]

　チックに密接に関連する症状に感覚現象がある．その中心は前駆現象である．チックの前には身体の部分がむずむずする感覚やチックを出さずにはいられない衝動を伴うことがあることが報告され，この感覚は，前駆衝動（premonitory urge）と呼ばれる．幼少時には前駆衝動の存在に気づくことは少ないが，成長するとともに前駆衝動をチックの前に感じる割合が増える．チックを出すとこの感覚が軽快・消失することが少なくない．

4.　半随意性[4,5]

　チックは一般的には不随意運動とされているが，少なくとも部分的または短時間あれば少し抑制できたりすることがあり，純粋な不随意というよりは，半随意といわれている．

有病率・経過

　ICD-10では，おそらく5〜10人の小児に1人が，ある時期に一時的にチックを呈する

とされており一般的である[6]. 一方，DSM-5 では，トゥレット症は小児 1,000 人に 3 ～ 8 人で認められるとされる[1]. 持続性(慢性)運動または音声チックの有病率はトゥレット症と同程度またはやや高いとされている.

　トゥレット症の典型的経過としては，まばたきなどの単純運動チックが 4 ～ 6 歳で，1 ～ 2 年後に音声チックが発症し，年齢が上がるにつれて複雑なチックが増えていく. 重症度のピークは，10 ～ 12 歳の間にあり，青年期の間に重症度は減弱する. ただし，症状の波には個人差が大きく，最も重症な期間が早くきて早く治まることもあるが，重症な時期が長い場合もある[7]. 成人後も中程度以上のチック症状が残ることも 5 分の 1 程度存在するが，長期的にはチック症状は軽快していくことが多い. 少数例では，成人後もチックや併発する問題のために就労等で困難に直面することがある.

病因・病態

　チックの病因や病態は未解明であるが，トゥレット症の神経生理について多くの研究がなされてきた. 精神薬理学的には抗ドパミン作用薬が有効であること，中枢神経刺激薬により症状増悪があることなどから，ドパミンを中心とする脳内神経伝達物質のアンバランスが関与し，特に線条体におけるドパミン過剰状態が指摘されている. ドパミン系だけでなく，セロトニン系，ノルアドレナリン系の関与や運動系大脳基底核－視床－皮質サーキット，非運動系サーキットの関与が示唆されている[8].

　チックは育て方やストレスのみが原因で起こるのではない. 生まれつきチックが出やすい素因があり，そこにストレスの影響が加わり，遺伝と環境の相互作用で生じると考えられている. トゥレット症の一卵性双生児における一致率は 53 ～ 56%，二卵性双生児における一致率は 8% であり，遺伝の影響はある程度強いと考えられている. 他の多くの精神疾患同様，複数の遺伝子が相互に働き，トゥレット症になるのではないかと考えられている[7].

チック症の診断分類[1]

　トゥレット症は，多彩な運動チックおよび 1 つまたはそれ以上の音声チックを有して，最初にチックが始まってから 1 年以上持続する場合に診断される. ただし，ICD-11 におけるトゥレット症は，運動チックも音声チックも 1 つ以上で診断される[9]. チックは増悪と寛解を繰り返し，運動チックと音声チックは，必ずしも同時に存在しなくてもよい. コカインなど薬物や他の医学的疾患(例：ハンチントン病，ウイルス性脳炎)によるものは除外される. コプロラリアやエコラリアは，現在ではトゥレット症の診断に必須ではない. トゥレット症は，運動チックと音声チックの両方を有するが，どちらか片方のみであれば，持続性(慢性)運動または音声チックとなる. チックの種類にかかわらず，持続期間が 1 年未満であれば，暫定的チック症となる. チックの種類は，運動チックのみでも，音声チッ

クのみでも，運動チックと音声チックの両方でもよく，1 種類でも多彩でもよい．

診療の流れ

　従来は精神力動の視点から，潜在的葛藤の象徴的な表れ，支配的な親に対する敵意，権威に対する憎しみの感情とその罪悪感の表現ととらえられ，かつ自己処罰の方法と解釈され，心理療法・精神療法が試みられることが多かった．しかし暫定的チック症からトゥレット症まで臨床症状の類似性・連続性がみられ，同一家系内に各型のチックが存在すること，ADHD，OCD などの併存が多いことなどから現在では単一あるいは多因子遺伝的素因による脳の機能的発達が関与していると考えられ，神経疾患として確立されるようになった．

　暫定的チック症では自然軽快することが多いことを説明し，本人はもちろんのこと家族を含めて症状に対する不安をとり環境調整することのみで時間の経過とともに軽快することがほとんどである．しかし持続性(慢性)運動または音声チック，トゥレット症では様々な随伴症状，併存症を伴うことがあり(表 2)[9,10]，日常生活に支障を生じる場合は，心理・社会的問題の対処にあわせ，薬物治療の適応となる．チック症の治療の目的は，チックとうまく付き合いながら，自分らしく生き生きと成長していくこと(生活すること)を支えることである[7]．

1.　心理教育的アプローチ

　この目的は不安を取り除くことに尽きる．すなわち一般診療で可能な治療と位置づけられ，診療医はこの点に注意して初期対応にあたることが重要である．

a.　初期対応

①生物学的要因が関与していることを伝える

　チック発症が親の育て方や本人の性格の問題ではなく，脳機能の発達の障害であることを理解するだけで保護者は安心し，外来でほっとするあまり感情失禁する方に少なからず遭遇する．これは外来受診までに「自分のせいだ，しつけ方が悪い」など周囲から有言，無言の圧力があったことを推察させる．

②原因を理解し患児を受け入れられるよう促す

　チック症状の表れ方には心理的要因も関係する．意識しすぎると増加することがあり，患児の特徴として受け入れ，過剰意識を避ける．

表 2　トゥレット症の主な随伴症状・併存症

ADHD：30〜50％以上に併存
ASD：約 5％に併存
限局性学習症：20％に併存
知的発達症
OCD：年長児〜思春期に表在化，10〜50％に併存
不安障害

〔World Health Organization：ICD-11 for Mortality and Morbidity Statistics（Version:02/2022）　ICD-11 for Mortality and Morbidity Statistics（who.int）〕

③心理的要因の影響を理解する

緊張が続くと減少し，解けると増加することもよく認められる．悪化したときは学校や家庭内での心理・身体両面での過度の負担がないか配慮する．また自宅のほうが学校にいるときより頻度が高いことがしばしば認められる．個別のチック症状の変動の理解を元に，チックが悪化しにくい環境や生活づくりを考える．家庭では学校でどのような工夫や配慮が受けられるかを話し合う[7]．

④自然経過，予後の見通しを伝える

小児では最も一般的な暫定的チック症では成長とともに消失することを理解する．しかし一部には慢性経過をとる例もあり，多少の変化で一喜一憂しない．自然に受け入れられるよう配慮する．表3のような場面，症状となった場合は，薬物治療が適応となる．

幼少期および学童期前期のチックへの対応について藤尾らがまとめた図を示す（図1）[11]．

表3　薬物治療の適応条件

1）チック症状が激しく，日常生活に支障をきたす場合
首を振り続けたりするために，身体の痛みや疲労を訴える
上肢などの動きのために，食事や勉強に支障が出る
他人に不快な思いをさせてしまう
音声チックがあり授業やテストに集中できない
2）本人が症状を気にして精神面での悪影響が考えられる場合
友達から注目されたり，からかわれたり，チックのまねをされる
気にして外に出たがらない
3）随伴症状・併存障害が重症であり，それに関連して社会的適応が妨げられる場合

図1　幼少期および学童期前期におけるチックへの対応
〔藤尾未由希．チックの早期アセスメントと支援．発達障害医学の進歩 2018；30：19-25．〕

2. 薬物治療 [2,12)]

　薬物治療を行ううえで，現時点（2023 年現在）で，わが国ではいずれの薬剤も①保険適用のないこと，②投与にあたって保護者・患児の同意のもとに行うこと，を理解する．この 2 点は忘れてはならない．服薬による利益が副作用のリスクを上回る場合，薬物治療の適応が検討される．

　従来は保険適用が認められていないドパミン D2 受容体遮断薬のハロペリドールとピモジドが使用されていた．特にハロペリドールは平成 12 年度厚生省医薬安全総合研究事業「小児薬物療法における医薬品の適正使用の問題点の把握及び対策に関する研究」班（大西班）におけるアンケート調査 [13)] での適応拡大要望で，チック症に対する薬剤の第 1 位に上げられたことからも，当時のわが国では小児期におけるチック症状には最も使用されていたと考えられる．その他の薬剤として α 2-ノルアドレナリン受容体作動性薬剤のクロニジンや極少量レボドパ療法などが試みられていたが，ドパミン D2 受容体遮断薬に比較すると治療効果は低いとされ，その効果発現機序を含め今後の検討を要する．その後，欧米ではドパミン・セロトニン双方に作用（D2，5-HT2 拮抗薬）するリスペリドンの有効性が報告された．ドパミン，セロトニン双方に作用する非定型抗精神病薬がチック症治療薬として用いられる傾向がある．

　現時点でチック症の適応薬剤として米国食品医薬品局（FDA）の認可を受けた薬剤は，ハロペリドール，ピモジドと D2，5-HT1A partial agonist，5-HT2A antagonist のアリピプラゾールである．アリピプラゾールは，わが国では小児 ASD に伴う易刺激性に対して小児適応薬として承認されているが，現時点ではチック症の治療薬としては承認されていない．この薬剤はドパミン受容体作働作用として中脳辺縁系および中脳皮質系でドパミン刺激の調節と，前シナプスのドパミン放出量の調整に働き，前頭前皮質でドパミンが不足すると増量させ感情表出や無為など陰性症状の改善に作用すると考えられている．アリピプラゾールは，わが国の専門医の調査でも，チック症に対して最もよく使われており，リスペリドンがそれに次いでいた [14)]．

a. 薬物治療を行ううえでの注意点

　薬物治療を実施する際，特にチック症に限らず小児科領域における抗精神病薬には，現時点で適応外使用の問題が存在することを処方医は理解していなければならない．もちろん従来から諸外国の文献により本人に不利益が発生しないよう慎重に治療されていた事実はあるが，病態生理・薬物作用機序が未解明である本病態に対して，発達期にある小児に対し副作用が懸念されるこれら薬剤は他剤以上にインフォームドコンセント・アセントの意識は重要と考えられる．また，このことは保険適用となった場合にも，適切なる診断と包括的医療が根幹となる取り組みが重要となる．特に小児期のチック症状のほとんどが暫定的チック症であることを診療医は念頭に置き，過剰治療とならないよう，かつ併存障害など重症化や社会的問題の有無など配慮し，必要に応じて児童精神科との連携も視野に入れた治療体制を組むことが必要である．

COLUMN

Yale global tic severity scale（YGTSS）と premonitory urge for tics scale（PUTS）

　Yale global tic severity scale（YGTSS：イェール全般的チック重症度尺度）は，イェール大学 Leckman 教授により開発され，2006 年に YGTSS-J として訳されている[15]．運動チックと音声チックそれぞれについて頻度，強さ，複雑さなどの項目と，社会生活への障害の程度を評価する．治療者が，養育者や患児から情報を得ながら観察し評価する．運動チック，音声チックに差がある場合や，チックの頻度は低いが社会生活に障害が強い場合に分けて評価することができるが，最近は，社会生活の障害は評価しない場合もある．実臨床では，評価は難しく，症状が変動することから情報を得る相手が誰かによって点数が変化することが多い．養育者がつけると評価が悪くなり，患児はあまり感じていないなど乖離がある．評価者は丁寧に情報を聞き取る必要がある．

　premonitory urge for tics scale（PUTS：チックの前駆衝動尺度）は患児のみしかわかり得ないチック特有の前駆衝動を評価する．「むずむずする」「こみあげてくる」「しっくりこない」「完璧でない」「外に出さないといけない身体のエネルギーがある」などの項目を評価する．PUTS は YGTSS と相関することがわかっており，YGTSS-J と並んで重要な評価法である．

COLUMN

溶連菌感染に伴う小児自己免疫性神経精神疾患（PANDAS）

　1998 年に Neurology に溶連菌感染後に発症する pediatric autoimmune neuropsychiatric disorders associated with streptococcal infection（PANDAS）としてトゥレット症が報告された．また，抗ドパミン 1（D1R）または 2（D2R）受容体，抗チュブリン，抗リソガングリオシド-GM1 抗体の存在と，カルシウムカルモジュリン依存性プロテインキナーゼ II（CaMKII）シグナル伝達の活性化が，シデナム舞踏病（SC）や PANDAS の小児で報告されたが，コンセンサスは得られていない．同グループより，A 群 β 溶血性レンサ球菌呼吸器感染症とチック症状，OCD の関連が報告された．しかし，実臨床では必ずしもチックの発症に A 群 β 溶血性レンサ球菌感染は関与せず，病勢に相関しないことも多い．しかし，一部のチックや OCD の発症に，遺伝的・環境的な脆弱性が背景にあり自己免疫による発症機序が推測されており，今後の研究が待たれる．

文献

1）American Psychiatric Association，原著，高橋三郎，大野　裕，監訳．チック障害．DSM-5 精神疾患の分類と診断の手引．東京：医学書院，2014：37-41.
2）星加明徳．チック，トゥレット障害の診断から治療まで．柳澤正義，監修．田原卓浩，編．メンタルヘルスケア．東京：中山書店，2004：58-9.

3）星加明徳他．チック障害・トウレット障害．星加明徳，宮本信也，編．よくわかる子どもの心身症．東京：永井書店，2003：202-14.

4）金生由紀子．チック症 / チック症候群．精神医学症候群Ⅰ（第 2 版）．別冊日本臨牀 2017：37：116-29.

5）金生由紀子．チックとトゥレット症．こころの科学 2017：194：14-7.

6）融　道男，中根允文，見山　実，岡崎祐士．大久保善朗，監訳．ICD-10　精神および行動の障害 - 臨床記述と診断ガイドライン．東京：医学書院，2005

7）松田なつみ．チックの基本を理解する．発達障害医学の進歩 2018：30：8-18.

8）Ramkiran S, Heidemeyer L, Gaebler A, Shah NJ, Neuner I.Alterations in basal ganglia-cerebello-thalamo-cortical connectivity and whole brain functional network topology in Tourette's syndrome.Neuroimage Clin 2019：24：101998.

9）World Health Organization：ICD-11 for Mortality and Morbidity Statistics（Version：02/2022）ICD-11 for Mortality and Morbidity Statistics（who.int）

10）山下裕史朗．チック・トゥレット症と ADHD・限局性学習症・自閉スペクトラム症．こころの科学　2017：194：37-40.

11）藤尾未由希．チックの早期アセスメントと支援．発達障害医学の進歩 2018：30：19-25.

12）Scahill L, Chappel PB, King RA, Leckman JF.　Pharmacologic treatment of tic disorders. Child Adolesc Psychiatr Clin N Am 2000：9：99-117.

13）宮島　祐，星加明徳，宮本信也．小児薬物療法における医薬品の向精神薬適正使用の問題点の把握および対策に関する研究―日本小児精神神経学会・日本小児心身医学会会員への平成 12 年度アンケート調査結果から．小児の精神と神経 2002：42：75-81.

14）Hamamoto Y, Fujio M, Nonaka M, Matsuda N, Kono T, Kano Y. Expert consensus on pharmacotherapy for tic disorders in Japan. Brain Dev 2019：41：501-6.

15）Inoko K, Nishizono-Maher A, Tanima S, Kano Y, Kishimoto J, Hayakawa N, et al. Reliability and validity of a Japanese version of the Yale global tic severity scale：a preliminary study. Jpn J Child Adolesc Psychiatr 2006：47（Suppl）：38-48.

●診療アルゴリズム・フロー

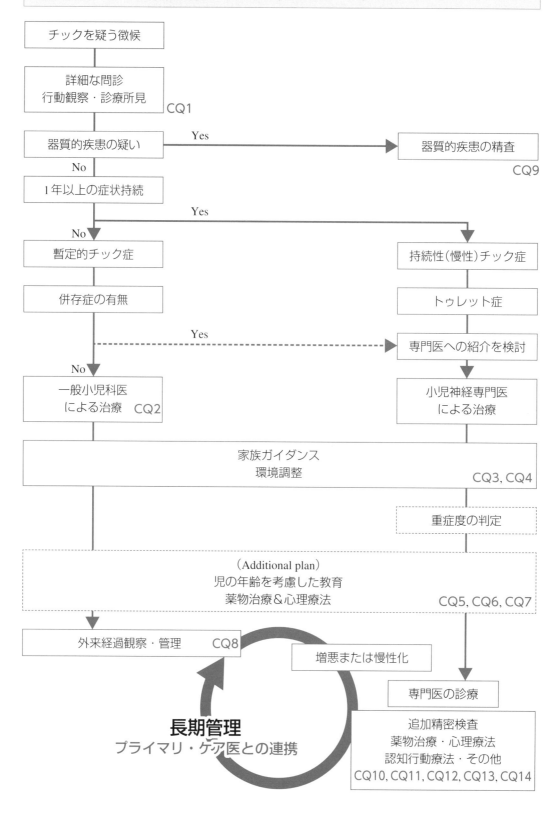

チックを疑う徴候

詳細な問診
行動観察・診療所見　CQ1

器質的疾患の疑い　──Yes──→　器質的疾患の精査　CQ9

No

1年以上の症状持続　──Yes──→

No

暫定的チック症　　　　　　　持続性(慢性)チック症

併存症の有無　　　　　　　　トゥレット症

──Yes──→　専門医への紹介を検討

No

一般小児科医
による治療　CQ2　　　　　　小児神経専門医
　　　　　　　　　　　　　　による治療

家族ガイダンス
環境調整　CQ3, CQ4

重症度の判定

（Additional plan）
児の年齢を考慮した教育
薬物治療＆心理療法　CQ5, CQ6, CQ7

外来経過観察・管理　CQ8　　　増悪または慢性化

専門医の診療

追加精密検査
薬物治療・心理療法
認知行動療法・その他
CQ10, CQ11, CQ12, CQ13, CQ14

長期管理
プライマリ・ケア医との連携

第 2 章

推奨

小児チック症として妥当な症状は何か？

推奨

単純運動チックは，瞬き等の目や顔が最も多く，複雑運動チックは手でたたく，触るなどが多い．単純音声チックは，喉をならす，音を出す，鼻をすする等が多く，複雑音声チックは，他人の言葉を繰り返す反響言語，反復言語（パリラリア），汚言症（コプロラリア）が多い．以上を妥当な症状として提案する．

> 推奨の強さ：明確な推奨ができない／エビデンスの確実性：非常に弱い

解説

定義（表1）

チックは，単一筋，または複数筋群に起こる，短時間の素早い，反復する無目的にみえる運動症状である[1]．DSM-5では「突発的，急速，反復性，非律動性の運動または発声」と定義されている[2]．

初期症状[1~5]

チックには運動チックと音声チックがあり，それぞれ，持続が短く明らかに無意味な単純チックと，持続がやや長く意味があり目的性があるようにみえる複雑チックとに分けら

表1　チックの定義

暫定的チック症	チック症の一般的な診断基準を満たすが，12か月以上継続しないチックである．4～5歳前後に頻度が高く，通常は「瞬き」「しかめ面」「首を振る」という形が多い．数か月以上にわたって寛解と再発を繰り返す[1]．
持続性（慢性）運動または音声チック	1種類または多彩な運動チック，または音声チックが病気として存在したことがあるが運動チックと音声チックの両者がともにみられることはない．チックの頻度は増減することがある．最初にチックが始まってから1年以上は持続するが，トゥレット症の基準を満たしたことがない．発症は，ほとんどが小児期か青年期である．音声チックの発現前に，運動チックの既往があることが多い．
トゥレット症	多彩な運動チック，および1つまたはそれ以上の音声チックの両方が，同時に存在するとは限らないが，疾患のある時期に存在したことがある．チックの頻度は増減することがあるが，最初にチックが始まってから1年以上は持続している．

上記は，いずれも発症は18歳未満で物質（例：コカイン）の生理学的作用，または他の遺伝性疾患（ハンチントン病，ウイルス性脳炎）によるものではない．

れる．すなわち，単純運動チック（短く，単回，単一の筋肉のみの収縮），複雑運動チック（より複雑な運動，複数の筋肉の協調運動を伴う），単純音声チック（単純な音の連続），複雑音声チック（言葉，汚言，反響言語など）に分類できる．

チックの約 50% は単純チックで始まることが多い．頻度が高い症状をあげる．初期症状では，目のチック（36.6%）が圧倒的に多い．「目をぱちぱちさせる」「ぎゅっと目をつぶる」などが出現する[2]．水平方向に首を振るチック（12.5%），しかめ面（3.6%），縦方向に首を振る（3.0%），両肩を縮こませる（3.0%），と続く．単純音声チックは，喉をならす（4.4%），鼻をくんくんさせる（2.1%），高い音を出す（1.5%）である．複雑運動チックは，ジャンプ，飛ぶ，触るなどはあるが，初期症状としての頻度は低い．

初期症状の発症年齢は，最初の症状が出現するのは，平均 6.7 ± 2.8 歳，2 つ目の症状は，7.6 ± 3.1 歳，3 つ目の症状は 8.6 ± 3.8 歳とデータがある．音声チックの平均は 9.4 ± 4.7 歳，汚言症は 11.8 ± 5.8 歳と報告がある．

チックとして妥当な症状 [3〜7]

単純運動チックは，目，顔が最も多く，足に向かうにつれて減る．目のチックは 80% と最も多く，以降，水平方向に首を振る（69%），肩を上げる（55%），垂直に首を振る（47%），手を振る（44%），顔をしかめる（36%），口を開ける（34%），手や指を動かす（34%），足を動かす（26%）となる．

複雑運動チックも上半身から足に下降し頻度は減る．手でたたく（21.6%），ジャンプ（19.8%），触る（13.2%），手の臭いをかぐ（11.8%）．その他，なめる，口をつける，スキップ，スクワット，身体を曲げる，膝を深く曲げる，回転する，衣服を整える，じっと見る，など変わった動きがみられる．まれなものとしては，他人のまねをする（8.4%），顔をしかめる人をみるとしかめてしまう，テレビでカウボーイが出ると銃で撃つまねをするなどであるが，これらは継続しないことが多い．

単純音声チックは，喉をならす（56.6%），ぶっと音を出す（45.6%），カン高い音（かな切り声，キーという音，キャンキャン，等）（33.3%），鼻をする（33.0%），咳払い（25.2%），叫ぶ（21.2%），鼻をならす（20.0%）．喉をならす，鼻をする等は，息を吸う吐くに合わせることが多く，アレルギー症状と同時に発症することもある．吃音，抑揚が変わる（急に言葉が強くなる）等も入る．喉，腹部，横隔膜の強い収縮を伴い音を出すこともある．

複雑音声チックは，他人の言葉を繰り返す反響言語（17.6%），自分の言葉を繰り返しいう反復言語（パリラリア）（17.4%），汚言症（コプロラリア）がある．

汚言症は，1885 年にトゥレット症の 56% にみられたと，トゥレット自身が報告している．

卑猥な行為・言葉 [8]

卑猥な行為や言葉を総称しコプロフェノメノンというが，チックの 1 つの症状として認

識されている．不適切な卑猥な言葉はコプロラリアまた行為はコプロプラキシアという．発症は，男女比が，約 2 ～ 7 : 1 で男性に多く，コプロフェノメノンの発症は，8 ～ 15 歳，コプロラリアは約 20 ～ 50% のチック症に発症する．

　コプロフェノメノンは，併存症と関連性が高く，唾吐き，臭いをかぐ，OCD，自傷行為，怒り発作，チックの重症度と関連する．

前駆衝動 [9]

　チックは一時的には我慢することは可能であるが，チックを出さずにいられないなどの感覚を前駆衝動とよぶ．

文献検索式

- PubMed （Tic/Tic disorders/Tourette）＋（Child or Pediatric）/ ＋（motor tic 　or 　vocal tic 　or 　chronic tics disorders 　or coprolalia or facial tics）
  該当文献 228 件
- Cochrane Review 　同上
  該当文献 6 件
- 医中誌 （チック症 / トゥレット症）＋小児 / ＋（音声チック or 運動チック or 慢性チック or 汚言）
  該当文献 21 件

　以上に加えて，検索された文献の参考文献や総説を含め，委員会で検討し重要と判断した文献も含めた．

文献

1) 梶　龍兒，編．不随意運動の診断と治療，改訂第 2 版．東京：診断と治療社，2016.
2) American Psychiatric Association，著，高橋三郎，大野　裕，監訳，日本精神神経学会（日本語版用語監修）．DSM-5 精神疾患の診断・統計マニュアル．東京：医学書院，2014.
3) Shapiro AK, Shapiro ES, Young JG, Feinberg TE, eds. Gilles de la Tourette syndrome. 2nd ed. New York : Raven Press, 1988.
4) Leckman JF, Riddle MA, Hardin MT, et al. The Yale Global Tic Severity Scale : initial testing of a clinician-rated scale of tic severity. J Am Acad Child Adolesc Psychiatry 1989 ; 28 : 566-73.
5) Freeman R. Tics and Tourette Syndrome : Key Clinical Perspectives. London : Mac Keith Press, 2015.
6) 稲見茉莉，金生由紀子．チック症の評価．小児科臨床 2019 ; 72（増刊）: 1331-4.
7) Robertson MM, Althoff RR, Hafez A, Pauls DL. Principal components analysis of a large cohort with Tourette syndrome. Br J Psychiatry 2008 ; 193 : 31-6.
8) Freeman RD, Zinner SH, Müller-Vahl KR, et al. Coprophenomena in Tourette syndrome. Dev Med Child Neurol 2009 ; 51 : 218-27.
9) Leckman JF, Walker DE, Cohen DJ. Premonitory urges in Tourette's syndrome. Am J Psychiatry 1993 ; 150 : 98-102.

どの時期に治療を開始することが推奨されるか？　また，年齢を判断基準にすることが推奨されるか？

推奨

1. 開始時期や年齢の決まりはない．

2. チック症の重症度と併存症を考慮して治療方針を決定することが望ましい．

推奨の強さ：明確な推奨ができない／エビデンスの確実性：非常に弱い

解説

症状の自然経過

　　症状は出現・消失，増悪・改善を繰り返し，同様の症状が繰り返し出現することもあるが，別の症状に変容することも多い[1〜3]．

　　チック症患者の 95.9% が自然に変動し，チック症の種類も変化する．97.1% が増悪と寛解を繰り返す．27.2% は 1 〜数週間で自然寛解する[1]．特に 41.7% は半年〜 1 年以内に，25.6% は半年以内に寛解するという報告がある．このように症状が激しく変化することから，正確な重症度や予後を判断することは難しい．

　　自然寛解する予測因子としては，**①両親にチック症があるが小児期にて寛解している，②6 〜 8 歳に発症している，③汚言症がない・上下肢に症状がない**[1]．一方，予後が悪くなる因子としては，①複雑運動チックと反響反復行為，② ADHD と怒り発作，③複雑音声チックと汚言，④ OCD の併存症，がある[4]．トゥレット症の完全寛解は少ない．

治療の時期について

　　以上のように，自然経過で変動することから，治療についての検討は難しい．治療に関する総説は多くみられるが，小児期にいつのタイミングで治療介入を行ったほうがよいか，を論じた客観的な検討は少ない．しかし，いくつかの知見は報告されている．

　　チック症の症状の進行や重篤化を防ぐことができるかどうかは明らかでないが，チック症治療の基本は重症度にかかわらず，チック症や併存症状を理解して上手に付き合っていけるように，環境調整や家族カウンセリング，および心理教育をすることである[5]．これは早期であっても外来受診後に開始する必要がある．チック症の重症度より，OCD や

ADHD（特に不注意優勢型）が患者の QOL に関係する[6]．強迫性症状のピークはチック症状より 2 年ほど遅れ[7]，OCD の治療時期はチック症よりも遅くなる．チック症は併存症状がなければ，予後は比較的良好であるため，チック症と併存症状の重症度を組み合わせて治療方針を立てることが重要である[8]．

わが国の報告では，6 歳未満で薬物治療を開始することは小児適応のある薬物がなく少ない．6 歳以降は音声チックの重症度と思春期以降年齢が上がることが，薬物治療の導入に関係する[9]．認知行動療法（CBT），特にハビットリバーサル（HRT）を中心とするチック症のための包括的行動的介入（CBIT）は 8〜9 歳頃から可能といわれているが，チック症状を受け止めたうえで，前駆衝動に気づくことを通じてチック症のコントロールを身につけていくので，実施にあたってはこれらが個々の患者で可能な発達段階になっているかの見極めも必要である[10]．

以上より，治療介入は早期がよく，予後を決定する併存症の予防をする必要があると考察される．しかし，チック症状そのものの評価は，自然経過で変動することが多く，薬物の効果を評価することや，それぞれの薬物の治療時期を推奨することは難しい．

文献検索式

- PubMed （Tic/Tourette）+（Child or Pediatric）/（management /treatment or medication）/ +（age）+（haloperidol or psychiatric management or environment）
  該当文献 24 件

- Cochrane Review　同上
  該当文献 2 件

- 医中誌 （チック症 / トゥレット症）+ 小児 / 治療 / 薬物療法 / 年齢 +（ハロペリドール or 心理 / 精神療法 or 環境調整）
  該当文献 1 件

  以上に加えて，検索された文献の参考文献や総説を含め，委員会で検討し重要と判断した文献も含めた．

文献

1) Shapiro AK, Shapiro ES, Young JG, Feinberg TE, eds. Gilles de la Tourette syndrome. 2nd ed. New York : Raven Press, 1988.
2) Freeman RD, Fast DK, Burd L, Kerbeshian J, Robertson MM, Sandor P. An international perspective on Tourette syndrome : selected findings from 3,500 individuals in 22 countries. Dev Med Child Neurol 2000 ; 42 : 436-47.
3) Bloch MH, Leckman JF. Clinical course of Tourette syndrome. J Psychosom Res 2009 ; 67 : 497-501.
4) Cavanna AE, Critchley HD, Orth M, Stern JS, Young MB, Robertson MM. Dissecting the Gilles de la Tourette spectrum : a factor analytic study on 639 patients. J Neurol Neurosurg Psychiatry 2011 ; 82 : 1320-3.
5) Stiede JT, Woods DW. Pediatric Prevention : Tic Disorders. Pediatr Clin North Am 2020 ; 67 : 547-57.
6) Bernard BA, Stebbins GT, Siegel S, et al. Determinants of quality of life in children with Gilles de la Tourette syndrome. Mov Disord 2009 ; 24 : 1070-3.
7) Leckman JF, Zhang H, Vitale A, et al. Course of tic severity in Tourette syndrome : the first two decades. Pediatrics 1998 ; 102 : 14-9.
8) Rizzo R, Gulisano M, Calì PV, Curatolo P. Long term clinical course of Tourette syndrome. Brain Dev 2012 ; 34 : 667-73.
9) Kuwabara H, Kono T, Shimada T, Kano Y. Factors affecting clinicians' decision as to whether to prescribe psychotropic medications or not in treatment of tic disorders. Brain Dev 2012 ; 34 : 39-44.
10) Pringsheim T, Okun MS, Müller-Vahl K, et al. Practice guideline recommendations summary : treatment of tics in people with Tourette syndrome and chronic tic disorders. Neurology 2019 ; 92 : 896-906.

CQ3

小児チック症への生活指導や疾病教育は推奨されるか？

推奨

患児，家族に対するチック症への生活指導や疾病教育は推奨される．

推奨の強さ：弱く推奨する／エビデンスの確実性：非常に弱い

解説

　欧米諸国におけるチック症に対するガイドライン，またそれに準ずるものでは，生活指導や疾病教育を含む心理教育は，始めに行うものとして位置づけられている．米国児童青年精神医学会（American Academy of Child and Adolescent Psychiatry）が 2013 年に発表したチック症に対する治療指針では，本人，家族に対するチック症の一般的な症状，併存症，典型的な経過，治療の選択肢に関する心理教育が推奨されている[1]．また Hollis らのシステマティックレビュー（SR）においても，機能的な障害がなければ，患児，家族，学校に対する疾病教育は最初の介入であるべきとされている[2]．

　疾病教育によるチック症の症状に対する効果は，まだエビデンスが乏しく，SR においては生活指導や疾病教育によるチック症状への効果は現時点では検討されていない．2018 年に Rizzo らが報告したランダム化比較試験（RCT）では，行動療法と薬物治療の群ではチック症の重症度が軽減したが，疾病教育では改善がみられなかったとされている[3]．

保護者に伝えるべき内容

　まずは，チック症は親の育て方や患児の気持ちに問題があって起こるのではないことを確認する．前項の一般的な症状，また併存症（ASD，ADHD，OCD など）について説明し，自然の経過として症状の種類や部位や頻度などがしばしば変動するため一喜一憂しないことを説明する．症状は不安や緊張が増大していくとき，強い緊張が解けたとき，楽しくて興奮したときに増加しやすいが，一方で，一定の緊張度で安定しているとき，集中して作業しているときに減少する傾向がある．またスマートフォンやタブレットでの動画鑑賞，ゲームなどの際に症状が増悪する場合もあるため，その場合は使用時間を短くする指導も検討する．不必要な緊張や不安を減らすよう心掛けるが，周囲が構えすぎないようにすることも伝える．チック症は患児が意図せず出てしまう場合があるため，やめるよう注意し

ないことを確認して，チック症を本人の特性の1つとして捉えることを伝える[4].

　チック症は，5～6歳頃に発症することが多く，10歳頃に症状が最も強くなり，それ以降，年齢が上がると軽快する割合が59～85%とされている[5]．そのためチック症と上手に付き合って思春期を乗り越えることが大切であることを伝える．

　チック症や併存症があっても患児が成長し，適応していくことができるように，患児および家族など周囲の理解と受容を促して，適切な対応のための情報を提供する．

患児に伝えるべき内容

　患児の発達段階や理解度などを総合的に判断して，伝える内容の検討が必要である．

　チック症は本人の意志とは関係なく出てしまうものであること，10歳頃にかけて症状は強くなるが，年齢が上がるにつれて治まっていくことが多いことを伝える．また本人がチック症をどのように認識しているか，どの程度困り感があるかを患児の言葉で確認できるとよい．症状に対する思いに対して共感を示すことで，安心感が得られることがある．患児の症状や困り感にあわせて，今後の治療を相談していくことを伝える．症状について，また生活の中で困っていることについては家族，学校教諭，病院のスタッフなど誰にでも相談してよいことも伝える[4].

患児への告知を行うべき年齢

　告知を行うべき明確な年齢は定義されていないが，患児の発達段階や理解度に応じて告知する年齢は判断すべきである．

文献検索式

- PubMed　（Tic/Tourette）+（Child or Pediatric）/Treatment/Education +（severity or quality of life or adverse event）
  該当文献39件
- Cochrane Review　同上
  該当文献38件
- 医中誌　（チック症/トゥレット症）+小児/治療/生活指導/疾病教育+（重症度 or QOL or 有害事象）
  該当文献3件

  以上に加えて，検索された文献の参考文献や総説を含め，委員会で検討し重要と判断した文献も含めた．

文献

1) Murphy TK, Lewin AB, Storch EA, Stock S ; American Academy of Child and Adolescent Psychiatry（AACAP）Committee on Quality Issues（CQI）. Practice parameter for the assessment and treatment of children and adolescents with tic disorders. J Am Acad Child Adolesc Psychiatry 2013 ; 52 : 1341-59.
2) Hollis C, Pennant M, Cuenca J, et al. Clinical effectiveness and patient perspectives of different treatment strategies for tics in children and adolescents with Tourette syndrome : a systematic review and qualitative analysis. Health Technol Assess 2016 ; 20 : 1-450, vii-viii.

3) Rizzo R, Pellico A, Silvestri PR, Chiarotti F, Cardona F. A Randomized Controlled Trial Comparing Behavioral, Educational, and Pharmacological Treatments in Youths With Chronic Tic Disorder or Tourette Syndrome. Front Psychiatry 2018；9：100.

4) 金生由紀子. チック症，吃音. 小児科診療 2018；81：902-4.

5) Hassan N, Cavanna AE. The prognosis of Tourette syndrome：implications for clinical practice. Funct Neurol 2012；27：23-7.

小児チック症の環境調整は推奨されるか？

推奨

チック症に対する家庭や学校などにおける環境調整は推奨される.

推奨の強さ：強く推奨する／エビデンスの確実性：非常に弱い

解説

　チック症に対する環境調整の有効性に関するシステマティックレビュー（SR）は検索した限りでは確認することができなかったが，米国児童青年精神医学会（American Academy of Child and Adolescent Psychiatry）のガイドラインにおいて患児，家族とともに，学校教諭に対する心理教育の推奨について述べられ[1]，患児の生活する様々な環境においてチック症に対する理解を得る必要がある．心理教育および環境調整はすべてのチック症で行う基本的な治療であると考えられる．

　Hong らは，チック症の発症と家庭環境について，主となる養育者が頻回に変わることが，チック症の発症にかかわる結果を示し，家庭における環境要因がチック症の発症や症状の悪化に関連する可能性について述べている[2]．また Conelea らは，チック症の症状はストレス（精神的緊張），フラストレーション（欲求不満），不安をきたす環境要因により影響を受けやすいことを述べている[3]．すなわち，患児が過ごしやすいように環境調整を行うことが，チック症への対応として重要であると考えられる．

　家庭での環境調整としては，CQ3 で述べた家族に対するチック症の心理教育を行うとともに，その内容を実践するように伝える．「その癖をやめなさい」「短時間止められるのだから我慢できるはずでしょ」など直接的な制止は症状の増悪につながる可能性があるため避け，また友人関係や患児が抱える心理的ストレスも増悪因子となりうるため[4]，家庭で患児の抱える悩みを聞き，思いを受け止められるとよい．

　学校教諭に対しても家族と同様の説明を行い，チック症に対する理解を得る．教諭が患児を理解して受容することが重要であることを伝える．学校生活において，学習面や友人関係において，ストレスや悩みを抱えていないか，教諭が患児の思いを傾聴できるとよい．無理にチック症を止めさせようとせずに避難場所を確保するなどして，患児が安心し，学校で過ごしやすいようにすることも対応の 1 つである．比較的チック症の症状が目立つ場合は，患児，家族とも相談のうえで，他児に対してチック症の理解を促すことも検討する．

また利用している学童保育や放課後等デイサービスなどにおいても同様に，支援者の協力を得て患児が安心して過ごせる環境作りができるとよい.

またチック症だけではなく，併存する ASD や ADHD などに対する環境調整も併せて必要である.

文献検索式

● PubMed　（Tic/Tourette）＋（Child or Pediatric）/Treatment/environmental management ＋（severity or quality of life or adverse event）
該当文献 12 件

● Cochrane Review　同上
該当文献 5 件

● 医中誌　（チック症 / トゥレット症）＋小児 / 治療 / 環境調整＋（重症度 or QOL or 有害事象）
該当文献 3 件

以上に加えて，検索された文献の参考文献や総説を含め，委員会で検討し重要と判断した文献も含めた.

文献

1）Murphy TK, Lewin AB, Storch EA, Stock S；American Academy of Child and Adolescent Psychiatry（AACAP）Committee on Quality Issues（CQI）. Practice parameter for the assessment and treatment of children and adolescents with tic disorders. J Am Acad Child Adolesc Psychiatry 2013；52：1341-59.

2）Hong SB, Kim JW, Shin MS, et al. Impact of family environment on the development of tic disorders：epidemiologic evidence for an association. Ann Clin Psychiatry 2013；25：50-8.

3）Conelea CA, Woods DW. The influence of contextual factors on tic expression in Tourette's syndrome：a review. J Psychosom Res 2008；65：487-96.

4）新井　卓. 児童・思春期のチック・トゥレット症と周辺症状. 医学と薬学 2018；75：25-9.

一般小児科医が初期治療として薬物治療（を行うこと）が推奨されるか？
ⅰ．推奨される処方内容は？
ⅱ．漢方薬は推奨されるか？

推奨

一般小児科医がチック症に対する診療を行う際は，まずは環境調整や心理教育を行うことが推奨される．一般小児科医が薬物治療を行うことを妨げるものではないが，薬物治療の適応としては，環境調整や心理教育等を行っても改善のみられない症例（中等症〜重症例）が対象となる．

推奨の強さ：弱く推奨する／エビデンスの確実性：非常に弱い

ⅰ．一般小児科医がチック症の児に対して処方を行う際には，アリピプラゾールやリスペリドンが推奨される．

推奨の強さ：弱く推奨する／エビデンスの確実性：中程度

ⅱ．漢方薬の有効性について明確に示されたものは少ない．

推奨の強さ：明確な推奨ができない／エビデンスの確実性：非常に弱い

解説

　チック症はまれな疾患ではないため，家族がチック症についてはじめて相談する医療者はかかりつけ医，すなわち一般小児科医であることも珍しくない．特にクリニックであれば脳波検査や頭部画像検査をすぐに行える環境にはなく，一般小児科医が自信をもってチック症と診断し，その対応を行うことが困難な場合もある．重症例であれば，専門医への紹介を考慮することになり対応に迷うことはないかもしれないが，中等症程度の症例に関しては，治療の選択肢として一般小児科医が薬物治療を考慮する場合もある．その際，使用する薬剤に関しては，より副作用の少ない比較的安全性の高い薬剤を選択するべきである．

　なお，一般小児科医であっても専門医であっても，チック症と考えられる患者への対応としては，まず生活指導や疾病教育，環境調整が基本となることを忘れてはならない（チック症に対する生活指導や疾病教育，環境調整の詳細に関しては，CQ3およびCQ4の記載を参照のこと）．また，治療について検討する際には，チック症自体の重症度（チック症が直接的に生活に支障をきたす度合い）に加えて，チック症による悪影響の重症度（自己評価や社会適応に対するチック症の悪影響の度合い），併存症状の重症度（チック症と密接に関連する併発症が生活に支障をきたす度合い）を考慮に入れる必要がある．重症度に加え

て，患児の認識や長所も含めた包括的な評価に基づいて，治療法を検討する[1]．

　海外での動向をみると，2010年代に米国，カナダ，欧州において，チック症に関する
ガイドラインまたはそれに準ずるものが相次いで出されている[2~4]．認知行動療法（CBT）
も含めた心理社会的治療を基盤としつつも，中等症から重症のチック症には，クロニジン
やグアンファシンなどのαアドレナリン受容体作動薬や，アリピプラゾールやリスペリド
ンなどの抗精神病薬の使用が推奨されている．αアドレナリン受容体作動薬に関しては，
ADHDを併発するチック症に有効であり，チック症全般についての効果は疑問との指摘
もある[5]．

　わが国でのチック症に対する薬物治療について，Hamamotoらは，国内のチック症の専
門家を対象とした薬物治療に関する質問紙調査を行い，エキスパートコンセンサスとして
報告している[6]．この報告では，第一選択としてアリピプラゾール，第二選択としてリス
ペリドンが選ばれていた．海外のガイドラインと比べると，アリピプラゾールの優位がや
や目立つという結果であった．海外で使用頻度の高いαアドレナリン受容体作動薬につい
ては，わが国での使用は一般的ではなかった．また，漢方薬に関しては，使用の機会はあ
るものの，この調査では主たる選択候補とはなっていなかった[1]．

　Pringsheimらは，トゥレット症や慢性チック症に対する様々な治療法の治療効果や副作
用に関するシステマティックレビュー（SR）において，各々の薬剤がプラセボ群と比較し
てどの程度チック症状を改善させられたかについて検討している．チック症状の重症度を
有意に低下させたかどうかを標準化平均差（SMD：2つの推定平均値の差を標準偏差の推
定値で割ったもの，本研究では0.2以上で有意と判断）を用いて評価した．その結果，ア
リピプラゾール SMD 0.64（95%CI 0.31-0.97），リスペリドン SMD 0.79（95%CI 0.31-1.27）と
それぞれ治療効果が確認され，その他の薬剤では，クロニジン SMD 0.45（95%CI 0.13-0.77），
ハロペリドール SMD 0.59（95%CI 0.11-1.06）と報告している[7]．

　また，「プライマリ・ケア」という観点では，英国のMillsらはプライマリ・ケア医向け
のチック症・トゥレット症の診療ガイドの中で，薬物治療の対象とするのは重症例として
おり，英国での薬物治療のfirst lineがクロニジンと述べている．その他にはリスペリドン，
アリピプラゾール，ハロペリドール，ピモジドも効果的とされているが，近年では副作用
の観点からリスペリドンが選択されつつあるとしている（なお，ピモジドは現在保険収載
されていない）．また，チック症やトゥレット症の児に薬物治療を検討する場合は，プラ
イマリ・ケア医と専門医との併診が望ましいとしている[8]．

　これらの報告を踏まえると，併存症の有無や重症度など，個々の症例で異なる状況はあ
るものの，一般小児科医がチック症に対する薬物治療を考慮する際には，アリピプラゾー
ル，リスペリドンが推奨される．

　なお，各々の薬剤の使用に関する詳細については，CQ12に記載する．

漢方薬

　漢方薬の使用に関しては，米国，カナダ，欧州など各国のガイドラインにおいて，その効果について詳細に述べられたものはない．前述のように，わが国における調査でも抗精神病薬などと比べてその使用頻度が低いため，チック症に対する漢方薬の治療効果についてのエビデンスは定かではない（レベル 4 ＝非常に弱い）．ただし，臨床の場においては，経験的にプライマリの現場では使用されている状況であり，漢方薬を使用することは妥当と考えられる．

　Zheng らは，5〜18 歳の 603 名のトゥレット症患者を対象としたランダム化比較試験（RCT）にて，8 週間の治療を行ったところ，プラセボ群と比較して「5-ling granule」という漢方薬（芍薬，釣藤鈎などを主とした生薬）が有意に治療効果を有しており，チアプリド群と比較して効果がほぼ同等であったにもかかわらず，有意に副作用が少なかったことを確認している[1, 9]．また，Pringsheim らの検討では，アリピプラゾールやリスペリドンなどと同様に，5-ling granule や ningdong granule といわれる漢方薬は，プラセボ群に比べて有意に治療効果が確認されたと報告している〔ningdong granule：SMD 0.97（95%CI 0.45-1.49），5-ling granule：SMD 0.55（95%CI 0.33-0.76）〕[7]（なお，ningdong granule と 5-ling granule は日本では販売されていない）．

　わが国においては，実際の臨床現場では「抑肝散」が選択されることがある．抑肝散の効果に関する SR 等の詳細な検討やまとまった報告はないが，抑肝散が奏効する症例は数多く経験されるところである（レベル 4 ＝非常に弱い）[10, 11]．抑肝散の神経症状に対する効能は数多く知られており，夜泣き・不眠症，かんしゃく，入眠期ミオクローヌスの他にも，認知症やアルツハイマー病などの神経疾患の治療にも幅広く使用されている[12]．様々な神経症状に対し効果をもち，副作用も出にくいことから，一般小児科医でも使用しやすい薬剤の 1 つと考えられ，前述のアリピプラゾールやリスペリドンの使用よりも先に投与を検討してもよい薬剤といえる．

　現在，台湾の China Medical University Hospital では 6 歳から 17 歳までのトゥレット症患者の男女 154 名を対象として，抑肝散（7.5g/ 日，分 3）4 週間内服による治療効果や安全性を評価するための RCT が進められている[13]．

　また，抑肝散以外にも，抑肝散加陳皮半夏や甘麦大棗湯，柴胡桂枝湯が使用され，治療効果がみられたとの報告もある（レベル 4 ＝非常に弱い）[10〜14]．

　チック症に対する漢方薬の治療効果については，まだまだ不明な点も多く，今後さらなる症例の蓄積・検討が必要と考えられる．

文献検索式

- PubMed　（Tic/Tourette）＋（Child or Pediatric）/（Treatment or medication or pharmacological treatment or herbal medicine）/（generalist or primary care doctor or practitioner）＋（severity or adverse event or side effect or QOL）
  該当文献 86 件

- Cochrane Review　同上
  該当文献 14 件

- 医中誌　（チック症/トゥレット症）＋小児/治療（薬物治療 or 漢方薬）/（一般医 or 一次診療医 or 開業医）
  ＋（重症度 or 有害事象 or QOL）
  該当文献 17 件

  以上に加えて，検索された文献の参考文献や総説を含め，委員会で検討し重要と判断した文献も含めた.

文献

1) 濱本　優，金生由紀子. Tourette 症に対する薬物療法のエビデンスと治療ガイドライン. 臨床精神薬理 2017；20：665-70.

2) Murphy TK, Lewin AB, Storch EA, Stock S；American Academy of Child and Adolescent Psychiatry（AACAP）Committee on Quality Issues（CQI）. Practice parameter for the assessment and treatment of children and adolescents with tic disorders. J Am Acad Child Adolesc Psychiatry 2013；52：1341-59.

3) Pringsheim T, Doja A, Gorman D, et al. Canadian guidelines for the evidence-based treatment of Tic disorders：pharmacotherapy. Can J Psychiatry 2012；57：133-43.

4) Roessner V, Plessen KJ, Rothenberger A, et al.；European clinical guidelines for Tourette syndrome and other tic disorders. Part II：pharmacological treatment. Eur Child Adolesc Psychiatry 2011；20：173-96.

5) 金生由紀子. チック症，吃音. 小児科診療 2018；81：902-4.

6) Hamamoto Y, Fujio M, Nonaka M, Matsuda N, Kono T, Kano Y. Expert consensus on pharmacotherapy for tic disorders in Japan. Brain Dev 2019；41：501-6.

7) Pringsheim T, Holler-Managan Y, Okun MS, et al. Comprehensive systematic review summary：Treatment of tics in people with Tourette syndrome and chronic tic disorders. Neurology 2019；92：907-15.

8) Mills S, Hedderly T. A guide to childhood motor stereotypies, tic disorders and the tourette spectrum for the primary care practitioner. Ulster Med J 2014；83：22-30.

9) Zheng Y, Zhang ZJ, Han XM, et al. A proprietary herbal medicine（5-Ling Granule）for Tourette syndrome：a randomized controlled trial. J Child Psychol Psychiatry 2016；57：74-83.

10) 岩間正文，入山恵津子. 慢性チック症に対する漢方エキス剤の改善効果. 漢方と最新治療 2019；28：84-8.

11) 岩間正文. 小児漢方の現状と未来　当院における小児漢方治療の現状　小建中湯，柴胡桂枝湯，抑肝散の成績を中心に. 日本小児東洋医学会誌 2015；28：42-5.

12) de Caires S, Steenkamp V. Use of Yokukansan（TJ-54）in the treatment of neurological disorders：a review. Phytother Res 2010；24：1265-70.

13) Evaluating the Efficacy and Safety of Yi-Gan San in Children and Adolescents with Tourette's Disorder. https://clinicaltrials.gov/ct2/show/NCT03564132

14) 木全かおり. 繰り返すチック症状に抑肝散加陳皮半夏が著効した一例. Phil 漢方 2019；77：4-5.

小児チック症の治療に対する心理療法は推奨されるか？

推奨

心理教育，支持的心理療法は弱く推奨する．
リラクセーショントレーニング，アンガーコントロールトレーニング，ペアレントトレーニングは推奨されない．

> 推奨の強さ：弱く推奨する／エビデンスの確実性：非常に弱い

解説

　心理療法は，トゥレット症を含めたチック症に対する治療として，複数のガイドラインで第一選択の治療と位置付けられており，臨床研究も盛んである．一方，わが国を含むアジアからの報告は少なく，実臨床で実践できる場も少ない．

　質の高い報告が多く有効な心理療法として，曝露反応妨害法（ERP），ハビットリバーサル（HRT），チック症のための包括的行動的介入（CBIT）がある．これらについては，CQ13 に詳述してあるので参照されたい．本項では CQ13 で記載のない心理教育，支持的心理療法，リラクセーショントレーニング，アンガーコントロールトレーニング，ペアレントトレーニングについて解説する．

心理教育

　チック症に関する疾病教育，患児とその家族に対する支援的なかかわり，さらに環境調整は CBIT 等の治療プログラムに含まれる肝要な治療的介入の１つである．心理教育とは，疾患の症状や原因，治療などの知識を提供することで，病気に対する正しい理解を深め，治療に前向きに取り組んでいくための教育的支援のことであり，小児の場合，適切な対応や望ましい接し方を身に付けるために養育者の心理教育も重要となる．慢性疾患の QOL の改善に，心理教育が有益であることが近年のシステマティックレビュー（SR）で報告されている[1]．

　チック症に関しては，チック症について学び，チック症に対する誤った考えや不確かさを是正することは患児や家族の不安の解消につながり，チック症の症状の程度にかかわらず心理教育は導入されるべきであると欧州クリニカルガイドラインに示されている[2]．

チック症に対する直接的な治療効果の検討では，2 つのランダム化比較試験（RCT）があり，Yates らは，9〜13 歳の小児 33 名を対象として，グループによる HRT と心理教育（6 セッション）の 2 群に振り分けた RCT を行い，HRT のほうが改善は大きかったものの，両者ともに重症度を示すイェール全般的チック重症度尺度（YGTSS）の改善を認め，さらに両者とも QOL の改善を認めたことを報告している[3]．一方で，Rizzo らは，8〜17 歳の 102 名を対象として，HRT と薬物治療，心理教育（8 セッション）の 3 群に割り付けた RCT を実施し，HRT 群と薬物治療群は YGTSS と QOL の有意な改善を認めたが，心理教育群は症状の程度も QOL も変化がなかったと報告した[4]．

　以上より，心理教育はチック症に対して有益である可能性があるが，治療のエビデンスが不確かである．

支持的心理療法

　支持的心理療法は，傾聴，受容，共感やそのうえで行われる説明，保証，助言，環境調整などによって，患者を心理的に支持し，症状，苦痛または障害の程度を軽減するために行われる，心理療法的アプローチである．欧州クリニカルガイドラインでは，支持的なかかわりはそれぞれの治療に組み込まれるべきであると示されているが[2]，支持的心理療法に関してエビデンスレベルの高い研究は少ない．

　Piacentini らは，9〜17 歳の 126 名を CBIT と支持的心理療法（いずれも 10 週に 8 セッション）の 2 群にランダムに割り付け，YGTSS と YGTSS impairment score について検討し，いずれも CBIT で有意な改善を認めたことを示している．支持的心理療法に関しては，YGTSS は平均で 3.5 ポイント，YGTSS impairment score は平均で 7.0 ポイントの改善を認めているが，評価者のみの一盲検のため，実行バイアスの可能性があると考察されている[5]．Sukhodolsky らによる 248 名（9〜69 歳）を対象とした CBIT と支持的心理療法の RCT によれば，α2 アゴニストを内服している群では CBIT と支持的心理療法が同等の改善効果を示したことを報告した[6]．これらのことから，単独で行われる支持的心理療法の臨床的意義は不確かだが，個別の状況に応じて実施することは問題ないと考える．

リラクセーショントレーニング

　リラクセーショントレーニングは，CBIT や ERP の治療プログラムの一要素として取り入れられている．チック症に対するリラクセーショントレーニング単独の効果を評価した質の高い研究は少なく，Bergin らは平均 11.8 歳のチック症 16 名の RCT を行い，リラクセーショントレーニングによる有意な改善は認めなかったと報告している[7]．

アンガーコントロールトレーニング

チック症と行動の問題を認める平均 12.7 歳 26 名を対象とした Sukhodolsky らによる RCT では，行動の問題は介入群において有意な改善を認めたが，YGTSS のトータルスコアの改善は認めなかったと報告した[8]．欧州クリニカルガイドライン[2]とカナダのチック症のガイドライン[9]でも推奨されていない．

ペアレントトレーニング

6〜12 歳の 24 名の小児を対象とした Scahill らの研究では，ペアレントトレーニング群とコントロール群の 2 群をランダムに割り付け評価しており，行動面の問題はペアレントトレーニング群において有意な改善を認めたが，YGTSS のトータルスコアは両群間で有意な差を認めなかった[10]．この研究結果を踏まえて，Hollis らのチック症に関する SR では，チック症の治療として推奨していない[11]．

COLUMN

チック症のための包括的行動的介入 (CBIT) と遠隔心理療法

CBIT は，心理教育，HRT，機能分析，リラクセーション，ソーシャルサポートなど複数の心理療法をパッケージ化したプログラムである．効果が高く，副作用がないため，米国や欧州などの複数の国・地域のガイドラインで第一選択の治療に位置付けられているが，実施者 / 機関の不足，アクセス，実施コスト，実施に要する時間が長いなどの問題が指摘されてきた．

これらの問題を解決するため，介入回数の調整[12]，グループによる実施[13]，インターネットによるガイデッドセルフヘルプ CBIT[14]など様々な試みが各国でなされている．なかでもインターネットを利用したリモートでの実施[15,16]，遠隔心理療法 (telepsychotherapy) は COVID-19 感染拡大を受けて注目されている．

遠隔心理療法は，映像と音声を同時双方向でやり取り可能なビデオ会議システムなどの情報通信技術を用いて心理療法を提供するものである．COVID-19 流行拡大以前から有効性が検証され，対面の心理療法と比較して非劣勢がメタ解析で報告されている[17]．遠隔心理療法の最大の利点は，アクセスの問題を解消できることであり，これはより多くの治療を必要とする患者に治療を届けることにつながる．成人の研究ではあるが，2016 年の Jakubovski らのプロトコール論文は，160 名超を対象とした CBIT の遠隔心理療法に関する臨床研究であり，結果が報告されるのが待ち遠しい．さらに遠隔心理療法をグループで実施する[18]など研究は広がりをみせている．

　　わが国では，CBIT をはじめとしたチックに対する心理療法を実施できる実施者 / 機関は非常に限られており，医療機関では心理教育とオフラベルの薬物治療が主体となっている．遠隔を含めた CBIT の有効性がわが国でも検証され，介入を必要とするより多くの子どもたちに，科学的根拠のある診療が国内でも広がることを望む．

文献検索式

- PubMed　（Tic/Tourette）＋（Child or Pediatric）/Treatment/psychotherapy/behavior therapy ＋（severity or quality of life or adverse event）
  該当文献 42 件

- Cochrane Review　同上
  該当文献 27 件

- 医中誌　（チック症 / トゥレット症）＋小児 / 治療 / 心理療法 / 行動療法 ＋（重症度 or QOL or 有害事象）
  該当文献 3 件

　以上に加えて，検索された文献の参考文献や総説を含め，委員会で検討し重要と判断した文献も含めた．

文献

1) Day M, Clarke SA, Castillo-Eito L, Rowe R. Psychoeducation for Children with Chronic Conditions : A Systematic Review and Meta-analysis. J Pediatr Psychol 2020 ; 45 : 386-98.
2) Verdellen C, van de Griendt J, Hartmann A, Murphy T ; ESSTS Guidelines Group. European clinical guidelines for Tourette syndrome and other tic disorders. Part III : behavioural and psychosocial interventions. Eur Child Adolesc Psychiatry 2011 ; 20 : 197-207.
3) Yates R, Edwards K, King J, et al. Habit reversal training and educational group treatments for children with tourette syndrome : A preliminary randomised controlled trial. Behav Res Ther 2016 ; 80 : 43-50.
4) Rizzo R, Pellico A, Silvestri PR, Chiarotti F, Cardona F. A Randomized Controlled Trial Comparing Behavioral, Educational, and Pharmacological Treatments in Youths With Chronic Tic Disorder or Tourette Syndrome. Front Psychiatry 2018 ; 9 : 100.
5) Piacentini J, Woods DW, Scahill L, et al. Behavior therapy for children with Tourette disorder : a randomized controlled trial. JAMA 2010 ; 303 : 1929-37.
6) Sukhodolsky DG, Woods DW, Piacentini J, et al. Moderators and predictors of response to behavior therapy for tics in Tourette syndrome. Neurology 2017 ; 88 : 1029-36.
7) Bergin A, Waranch HR, Brown J, Carson K, Singer HS. Relaxation therapy in Tourette syndrome : a pilot study. Pediatr Neurol 1998 ; 18 : 136-42.
8) Sukhodolsky DG, Vitulano LA, Carroll DH, McGuire J, Leckman JF, Scahill L. Randomized trial of anger control training for adolescents with Tourette's syndrome and disruptive behavior. J Am Acad Child Adolesc Psychiatry 2009 ; 48 : 413-21.
9) Steeves T, McKinlay BD, Gorman D, et al. Canadian guidelines for the evidence-based treatment of tic disorders : behavioural therapy, deep brain stimulation, and transcranial magnetic stimulation. Can J Psychiatry 2012 ; 57 : 144-51.
10) Scahill L, Sukhodolsky DG, Bearss K, et al. Randomized trial of parent management training in children with tic disorders and disruptive behavior. J Child Neurol 2006 ; 21 : 650-6.
11) Hollis C, Pennant M, Cuenca J, et al. Clinical effectiveness and patient perspectives of different treatment strategies for tics in children and adolescents with Tourette syndrome : a systematic review and qualitative analysis. Health Technol Assess 2016 ; 20 : 1-450, vii-viii.
12) Chen CW, Wang HS, Chang HJ, Hsueh CW. Effectiveness of a modified comprehensive behavioral intervention for tics for children and adolescents with tourette's syndrome : A randomized controlled trial. J Adv Nurs 2020 ; 76 : 903-15.
13) Zimmerman-Brenner S, Pilowsky-Peleg T, Rachamim L, et al. Group behavioral interventions for tics and comorbid symptoms in children with chronic tic disorders. Eur Child Adolesc Psychiatry 2022 ; 31 : 637-48.
14) Rachamim L, Zimmerman-Brenner S, Rachamim O, Mualem H, Zingboim N, Rotstein M. Internet-based guided self-help comprehensive behavioral intervention for tics（ICBIT）for youth with tic disorders : a feasibility and effectiveness study with 6 month-follow-up. Eur Child Adolesc Psychiatry 2022 ; 31 : 275-87.
15) Himle MB, Freitag M, Walther M, Franklin SA, Ely L, Woods DW. A randomized pilot trial comparing videoconference versus face-to-face delivery of behavior therapy for childhood tic disorders. Behav Res Ther 2012 ; 50 : 565-70.
16) Ricketts EJ, Bauer CC, Ran D, Himle MB, Woods DW. Pilot Open Case Series of Voice over Internet Protocol-delivered

Assessment and Behavior Therapy for Chronic Tic Disorders. Cogn Behav Pract 2016 ; 23 : 40-50.
17) Norwood C, Moghaddam NG, Malins S, Sabin-Farrell R. Working alliance and outcome effectiveness in videoconferencing psychotherapy : A systematic review and noninferiority meta-analysis. Clin Psychol Psychother 2018 ; 25 : 797-808.
18) Inoue T, Togashi K, Iwanami J, Woods DW, Sakuta R. Open-case series of a remote administration and group setting comprehensive behavioral intervention for tics（RG-CBIT）: A pilot trial. Front Psychiatry 2022 ; 13 : 890866.

小児チック症に併存する ADHD の薬物治療に何が推奨されるか？

推奨

ADHD 症状およびチック症治療にグアンファシンまたはアトモキセチンを推奨する.

推奨の強さ：弱く推奨する／エビデンスの確実性：弱い

解説

　チック症患児の約半数に ADHD が併存するとされており[1]，ADHD 症状の重症度はチック症状よりも患児の心理社会的 QOL に大きく影響することが多いため[2]，ADHD 治療薬投与が優先されやすい．わが国では，ADHD の治療薬として非中枢神経刺激薬で選択的 α 2A アドレナリン受容体作動薬のグアンファシンと選択的ノルアドレナリン再吸収阻害薬のアトモキセチン，中枢神経刺激薬のメチルフェニデート徐放薬とリスデキサンフェタミンが保険適用を得ている．

非中枢神経刺激薬とチック症に併存する ADHD

1. グアンファシン

　Scahill らは，チック症を併存する ADHD 34 症例に選択的 α 2A アドレナリン受容体作動薬のグアンファシンを 1.5 ～ 3 mg/ 日，8 週間投与した二重盲検比較試験において，教師評価による ADHD 評価尺度の改善とともに，チック症状重症度も改善を認めた[3]．慢性チック症の薬物治療メタアナリシスから α 作動薬は，ADHD を伴わないチック症に対しては効果が乏しく，ADHD に併存するチック症に対しては中等度以上の効果があったと報告している[4]．グアンファシンの副作用として，眠気，血圧低下，頭痛等に注意が必要である．

2. アトモキセチン

　Allen らは，トゥレット症と ADHD を併発した 7 ～ 17 歳を対象（アトモキセチン 76 例，プラセボ 72 例）とした 18 週間の二重盲検比較試験で ADHD 症状とチック症状重症度の両者の有意な改善がプラセボと比較して認められている[5]．アトモキセチン投与量は，0.5 ～ 1.5 mg/kg であった．アトモキセチンの副作用として，吐き気，食欲減退，腹痛，頭痛，

傾眠等に注意する.

3. その他

クロニジン（α2アドレナリン受容体作動薬. わが国では ADHD, チック症には適応外）や中枢神経刺激薬（わが国ではチック症には禁忌）を含めた薬物治療の報告がいくつかある. 2002年にトゥレット症研究グループらは, プラセボと比較して, クロニジン単独, クロニジンとメチルフェニデート併用群ではチック症状が有意に改善したと報告している[6]. Osland らは, 2018年の Cochrane Review に慢性チック症と ADHD 併存患児例への薬物治療の ADHD およびチック症状への効果を評価し報告した[7]. 510名（男児443名, 女児67名）の8つのランダム化比較試験（RCT）を含むシステマティックレビュー（SR）を行った. 著者らの結論として, エビデンスの質は低いが, メチルフェニデート, クロニジン, グアンファシン, デシプラミン, アトモキセチンは, チック症併存の ADHD 症状を改善するとした. チック症状は, グアンファシン, デシプラミン, メチルフェニデート, クロニジン, メチルフェニデートとクロニジン併用で改善した.

中枢神経刺激薬は, チック症に併存する ADHD への使用を避けるべきである

チック症に併存する ADHD 症状に対しては, 中枢神経刺激薬の使用によって, チック症の誘発や増悪をきたした症例報告がある. わが国では, 中枢神経刺激薬は, 運動チックのある患児, トゥレット症またはその既往歴・家族歴のある患児には, 症状を悪化または誘発することがあるため, 投与禁忌となっている. また米国食品医薬品局（FDA）でもチック症併存の ADHD 児には使用しないよう警告している.

最近の海外の報告では, メチルフェニデートを必ずしも禁忌としない報告もある. Cohen らは, 中枢神経刺激薬の RCT 研究22件, 対象2,385名のメタアナリシスを行い, 中枢神経刺激薬によるチック症発現にフォーカスを絞って検討した. その結果, 新規チック症の発現や元々あるチック症の増悪とは関連がないことを示した[8]. Erenberg のレビューでは, グループデータを分析した結論として多くの場合, 新たなチック症の誘発や元々あったチック症を増悪させることはないが, 症例によっては中枢神経刺激薬使用後にチック症が増えることはあり得ると報告している[9].

チック症に併存する ADHD にグアンファシンやアトモキセチンを使っても, ADHD 症状もチック症状も改善に乏しい場合は, 専門医に紹介することが望ましい.

文献検索式

- PubMed （Tic/Tourette）+（Children and adolescents）/（attention deficit hyperactivity disorder or autism spectrum disorder）/treatment /management +（severity or adverse event）
  該当文献 53 件

- Cochrane Review　同上
  該当文献 16 件

- 医中誌 （チック症 / トゥレット症）＋（小児 / 思春期）/（注意欠如多動症 / 障害，自閉スペクトラム症 / 障害）/（治療，対応）＋（重症度 or 有害事象）
  該当文献 8 件

以上に加えて，検索された文献の参考文献や総説を含め，委員会で検討し重要と判断した文献も含めた.

文献

1) Freeeman RD, Fast DK, Burd L, Kerbeshian J, Robertson MM, Sandor P. An international perspective on Tourette syndrome : selected findings from 3,500 individuals in 22 countries. Dev Med Child Neurol 2000 ; 42 : 436-47.

2) Pringsheim T, Lang A, Kurlan R, Pearce M, Sandor P. Health related quality of life in children with Tourette Syndrome. Neurology 2007 ; 68（Suppl 1）: A294.

3) Scahill L, Chappell PB, Kim YS, et al. A placebo-controlled study of guanfacine in the treatment of children with tic disorders and attention deficit hyperactivity disorder. Am J Psychiatry 2001 ; 158 : 1067-74.

4) Rizzo R, Gulisano M, Calì PV, Curatolo P. Tourette Syndrome and comorbid ADHD : current pharmacological treatment options. Eur J Paediatr Neurol 2013 ; 17 : 421-8.

5) Allen AJ, Kurlan RM, Gilbert DL, et al. Atomoxetine treatment in children and adolescents with ADHD and comorbid tic disorders. Neurology 2005 ; 65 : 1941-9.

6) Tourette's Syndrome Study Group. Treatment of ADHD in children with tics : a randomized controlled trial. Neurology 2002 ; 58 : 527-36.

7) Osland ST, Steeves TDL, Pringsheim T. Pharmacological treatment for attention deficit hyperactivity disorder（ADHD）in children with comorbid tic disorders. Cochrane Database Syst Rev 2018 ; 6 : CD007990.

8) Cohen SC, Mulqueen JM, Ferracioli-Oda E, et al. Meta-Analysis : Risk of Tics Associated With Psychostimulant Use in Randomized, Placebo-Controlled Trials. J Am Acad Child Adolesc Psychiatry 2015 ; 54 : 728-36.

9) Erenberg G. The relationship between tourette syndrome, attention deficit hyperactivity disorder, and stimulant medication : a critical review. Semin Pediatr Neurol 2005 ; 12 : 217-21.

専門医につなぐことが推奨される時期はいつか？

推奨

ADHD，OCD，うつ症状，自傷行為等の併存症を伴う場合やQOLの低下を認める
ときは，小児神経科医や児童精神科医への早期の紹介を推奨する．明確な身体症状
がない長引く咳は，アレルギー関連の咳や心因性の咳以外に音声チックとの鑑別が
必要になるため小児神経科医に紹介することを提案する．

推奨の強さ：弱く推奨する／エビデンスの確実性：非常に弱い

解説

　一般小児科医やかかりつけ医で，どこまでチック症の診療を行い，いつ専門医につなぐ
ことが推奨されるかのランダム化比較試験（RCT）やシステマティックレビュー（SR）は検
索式から抽出されなかった．チック症状が他の疾患の症状と鑑別が困難ときは早期に専門
医に紹介を行う．例えば，運動チックと思われる症状が体幹や四肢に限定される場合には，
てんかんに認められるミオクロニー発作やparoxysmal kinesigenic choreoathetosis（発作性運
動誘発性舞踏アテトーゼ）の不随意運動と鑑別が必要なときがある．また，経過の長い咳
のような発声は，音声チック以外にアレルギーに伴う咳や心因性の咳も鑑別にあがるため[1]，
チック症以外の鑑別疾患を考慮した場合は小児神経科医に紹介を行うべきである．

　専門医に早期につなぐことが推奨される時期で重要な点は，チック症の併存症を患児が
伴っているか否かである．特にうつ症状を併発している場合は患児のQOLは低下する[2,3]．
ADHDを併存している場合には治療薬の選択にCQ7で述べたとおり留意が必要である．
トゥレット症にはしばしばOCDを伴うことがある[4]．また，自傷行為を伴うこともあり，
専門医による診療を要する[5]．わが国ではチック症に対して保険適用がとれている薬剤は
ないが，非定型抗精神病薬や選択的α2Aアドレナリン受容体作動薬がチック症の軽減に
有効であり，チック症の程度が強い場合などは専門医への紹介が推奨される．さらに薬物
治療だけではなく，認知行動療法（CBT）やハビットリバーサル（HRT）も慢性チック症の症
状軽減に有効であり[6]，専門医だけではなく，心理職へつなぐことも考慮する必要がある[7]．

　一方で，チック症患児の多くが併存症を伴うわけではない．6歳から12歳の小学生2,000
名の疫学調査では，トゥレット症は11名であったが，暫定的チック症を認めたものは98
名であった[8]．その73%は軽症なものであった．また，就学前に認めるチック症は一過

性であることも多い．以上より，就学前のチック症患児や併存症のない患児に対しては，一般小児科医やかかりつけ医によるチック症に関するガイダンスで初期対応できるものと思われる．しかしながら，プライマリ・ケア医が行った治療が有効でない場合は，専門医につなぐ必要がある．

文献検索式

- PubMed　（Tic/Tourette）＋（Child or Pediatric）/（Treatment）/（transition）＋（severity or symptoms）or comorbidity
  該当文献 48 件
- Cochrane Review　同上
  該当文献 6 件
- 医中誌　（チック症 / トゥレット症）＋小児 / 治療 /（治療 / 移行医療）＋（重症度 or 兆候）or 併存症
  該当文献 4 件

  以上に加えて，検索された文献の参考文献や総説を含め，委員会で検討し重要と判断した文献も含めた．

文献

1) Vertigan AE, Murad MH, Pringsheim T, et al. Somatic Cough Syndrome（Previously Referred to as Psychogenic Cough）and Tic Cough（Previously Referred to as Habit Cough）in Adults and Children : CHEST Guideline and Expert Panel Report. Chest 2015 ; 148 : 24-31.
2) Evans J, Seri S, Cavanna AE. The effects of Gilles de la Tourette syndrome and other chronic tic disorders on quality of life across the lifespan : a systematic review. Eur Child Adolesc Psychiatry 2016 ; 25 : 939-48.
3) Erbilgin Gün S, Kilincaslan A. Quality of Life Among Children and Adolescents With Tourette Disorder and Comorbid ADHD : A Clinical Controlled Study. J Atten Disord 2019 ; 23 : 817-27.
4) Eddy CM, Cavanna AE, Gulisano M, et al. Clinical correlates of quality of life in Tourette syndrome. Mov Disord 2011 ; 26 : 735-8.
5) Fernández de la Cruz L, Rydell M, Runeson B, et al. Suicide in Tourette's and Chronic Tic Disorders. Biol Psychiatry 2017 ; 82 : 111-8.
6) Seragni G, Chiappedi M, Bettinardi B, et al. Habit reversal training in children and adolescents with chronic tic disorders : an Italian randomized, single-blind pilot study. Minerva Pediatr 2018 ; 70 : 5-11.
7) McGuire JF, Arnold E, Park JM, et al. Living with tics : reduced impairment and improved quality of life for youth with chronic tic disorders. Psychiatry Res 2015 ; 225 : 571-9.
8) Wang HS, Kuo MF. Tourette's syndrome in Taiwan : an epidemiological study of tic disorders in an elementary school at Taipei County. Brain Dev 2003 ; 25（Suppl 1）: S29-31.

小児チック症の診断に脳波検査／画像検査は推奨されるか？

推奨

てんかんや中枢神経系病変との鑑別が必要な症例では脳波検査，画像検査を行うことを推奨する．

推奨の強さ：弱く推奨する／エビデンスの確実性：非常に弱い

解説

　臨床的には，チック症の鑑別のために，脳波や画像検査が行われている．実際，症例報告では，若年ミオクロニーてんかん[1]や欠神を伴う眼瞼ミオクロニー[2]などのミオクロニーてんかんとチック症との鑑別が必要だったという報告があり，てんかんとの鑑別には脳波が有効である．また脳腫瘍[3]や不随意運動を伴う疾患[4, 5]との鑑別が必要な場合もあり，その場合，頭部MRIなどの画像検査や遺伝子，血液検査などが必要となる．しかし，検査を行った症例において，検査異常がどの程度認められたかを示した報告はない．Matothらは脳波検査を行った546例の小児例（慢性的なけいれん様症状42%，ADHD 23%，頭痛10.4%，失神9.9%，チック症4.9%）のうち76%が脳波に異常を認めなかったと報告し，脳波検査の行いすぎについて警告している[6]．チック症の症状を見極めて，何を鑑別するかを念頭において検査を行うことが重要である．

　一方，近年の画像検査の進歩により，チック症の神経画像を用いた研究が報告されている．3D-MRIにより脳容積を計測し，トゥレット症で視床が大きい[7]，扁桃体が小さい[8]，扁桃体と海馬が小さい[9]，体性感覚野の皮質が薄い[10]，尾状核が小さい[11]などがある．また，DTI MRIによりトゥレット症では神経線維構造の異常[12]，脳梁の異常[13]，視床と線条体の異常[14]が報告されている．安静時機能的MRI（resting state functional MRI：resting state fMRI）では，右小脳の異常[15]，さらにfMRIによるネットワーク解析でも健常群との相違を認めた[16~18]．これらの報告については，症例数も少なく一定の結論が得られていない．そのためさらなる研究が望まれる．

文献検索式

● PubMed　（Tic/Tics disorders/Tourette）＋（Child/Infant/Pediatric/Adolescent）＋（Electroencephalography/

Diagnostic Imaging MRI/imaging/brain wave/CNS examination）
該当論文 85 件

● Cochrane Review　同上
該当文献 15 件

● 医中誌　（チック症 / チック / トゥレット）＋（年齢）＋（画像診断 /X 線診断 / 放射性核種診断 / 超音波診断 / 脳波脳電位 / 脳電図 / 造影検査 /CT 検査 /MRI）
該当文献 3 件

以上に加えて，検索された文献の参考文献や総説を含め，委員会で検討し重要と判断した文献も含めた．

文献

1) Sethi NK, Labar D, Torgovnick J. Myoclonic epilepsy masquerading as a tic disorder. Clin Neurol Neurosurg 2007 ; 109 : 509-11.
2) Kent L, Blake A, Whitehouse W. Eyelid myoclonia with absences : phenomenology in children. Seizure 1998 ; 7 : 193-9.
3) Koelfen W, Schultze C, Varnholt V. Ungewöhnliche Symptome bei Hirntumoren im Kindesalter [Unusual symptoms in brain tumors in childhood]. Monatsschr Kinderheilkd 1993 ; 141 : 133-6.
4) Brasić JR. Differentiating myoclonus from tics. Psychol Rep 2000 ; 86 : 155-6.
5) Lacey DJ. Diagnosis of Tourette syndrome in childhood. The need for heightened awareness. Clin Pediatr（Phila）1986 ; 25 : 433-5.
6) Matoth I, Taustein I, Kay BS, Shapira YA. Overuse of EEG in the evaluation of common neurologic conditions. Pediatr Neurol 2002 ; 27 : 378-83.
7) Miller AM, Bansal R, Hao X, et al. Enlargement of thalamic nuclei in Tourette syndrome. Arch Gen Psychiatry 2010 ; 67 : 955-64.
8) Ludolph AG, Pinkhardt EH, Tebartz van Elst L, et al. Are amygdalar volume alterations in children with Tourette syndrome due to ADHD comorbidity? Dev Med Child Neurol 2008 ; 50 : 524-9.
9) Peterson BS, Choi HA, Hao X, et al. Morphologic features of the amygdala and hippocampus in children and adults with Tourette syndrome. Arch Gen Psychiatry 2007 ; 64 : 1281-91.
10) Sowell ER, Kan E, Yoshii J, et al. Thinning of sensorimotor cortices in children with Tourette syndrome. Nat Neurosci 2008 ; 11 : 637-9.
11) Bloch MH, Leckman JF, Zhu H, Peterson BS. Caudate volumes in childhood predict symptom severity in adults with Tourette syndrome. Neurology 2005 ; 65 : 1253-8.
12) Xu D, Hao X, Bansal R, et al. Unifying the analyses of anatomical and diffusion tensor images using volume-preserved warping. J Magn Reson Imaging 2007 ; 25 : 612-24.
13) Wolff N, Luehr I, Sender J, et al. A DTI study on the corpus callosum of treatment-naïve boys with 'pure' Tourette syndrome. Psychiatry Res Neuroimaging 2016 ; 247 : 1-8.
14) Makki MI, Behen M, Bhatt A, Wilson B, Chugani HT. Microstructural abnormalities of striatum and thalamus in children with Tourette syndrome. Mov Disord 2008 ; 23 : 2349-56.
15) Liu Y, Wang J, Zhang J, et al. Altered Spontaneous Brain Activity in Children with Early Tourette Syndrome : a Resting-state fMRI Study. Sci Rep 2017 ; 7 : 4808.
16) Wen H, Liu Y, Rekik I, et al. Combining Disrupted and Discriminative Topological Properties of Functional Connectivity Networks as Neuroimaging Biomarkers for Accurate Diagnosis of Early Tourette Syndrome Children. Mol Neurobiol 2018 ; 55 : 3251-69.
17) Liao W, Yu Y, Miao HH, Feng YX, Ji GJ, Feng JH. Inter-hemispheric Intrinsic Connectivity as a Neuromarker for the Diagnosis of Boys with Tourette Syndrome. Mol Neurobiol 2017 ; 54 : 2781-9.
18) Greene DJ, Church JA, Dosenbach NU, et al. Multivariate pattern classification of pediatric Tourette syndrome using functional connectivity MRI. Dev Sci 2016 ; 19 : 581-98.

小児チック症に伴う OCD に推奨される治療は何か？

推奨

OCD 合併例において認知行動療法（CBT）や選択的セロトニン再取り込み阻害薬（フルボキサミン）の明確な推奨はできない．

推奨の強さ：明確な推奨ができない／エビデンスの確実性：非常に弱い

解説

　現在わが国では，8 歳以上の小児の OCD に対する薬物治療として，選択的セロトニン再取り込み阻害薬（SSRI）のうちフルボキサミンが保険適用となっている．ただし，同剤の投与にあたっては，安全性の注意事項すなわち自殺念慮や自殺企図があらわれるリスクについて保護者等への十分な説明が必要で，投与中の定期的な安全性および有効性の評価も重要となっている．また，中止時にも離脱症状を考慮し計画的な減量に留意する．チック症が併存する OCD と併存しない OCD についてその治療効果について検討した論文はいくつかあるが，結果については一致していない．

　Conelea ら[1]は，7〜17 歳の 124 例の OCD についてチック症の併存例（53%）と OCD 単独例にわけて，認知行動療法（CBT）と薬物治療と CBT の混合療法の三介入法に分けて検討した．薬物は SSRI が用いられた．その結果，チック症併存例で三介入法の間に効果の差はなかった．Skarphedinsson ら[2]は，14 週間の CBT 非盲検試験ののち，無作為に CBT 継続（$n = 28$）と SSRI 治療（$n = 22$）を 16 週間行った．SSRI はセルトラリンが用いられた．チック症を併存しない OCD においては同等の効果が得られたが，チック症を併存する OCD では，SSRI 治療を受けた群で有意に効果が得られたと報告した．March ら[3]は，112 例の OCD 症例について，多施設ランダム化比較試験（RCT）を行い，CBT ＋ SSRI，CBT，SSRI，プラセボの 4 群において，チック症併存例と非併存例について，治療効果を検討した．SSRI はセルトラリンが用いられた．非併存例では，CBT ＋ SSRI ＞ CBT ＞ SSRI ＞プラセボ群の順番で効果を認めたが，チック症併存例では，CBT ＋ SSRI ＞ CBT ＞ SSRI ＝プラセボであり，SSRI はプラセボと変わりがなかった．チック症併存の OCD は治療予後が悪いといわれているが，現在のところ，一定の結果が得られていない．

文献検索式

- PubMed　（Tic/Tics disorders/Tourette）＋（therapy/treatment）＋（Comorbidity/Developmental disorder/ Neurodevelopmental disorder/ADHD/ASD/OCD/Eating disorder）＋（Child/infant/Pediatric/Adolescent）
  該当文献 81 件

- Cochrane Review　同上
  該当文献 38 件

- 医中誌　（チック症 / チック / トゥレット）＋（年齢）＋（治療 / 薬物療法 / 精神療法）＋（共存疾患 / 合併症 / 発達障害 / 強迫神経症 / 摂食障害）
  該当文献 8 件

  以上に加えて，検索された文献の参考文献や総説を含め，委員会で検討し重要と判断した文献も含めた．

文献

1）Conelea CA, Walther MR, Freeman JB, et al. Tic-related obsessive-compulsive disorder（OCD）： phenomenology and treatment outcome in the Pediatric OCD Treatment Study II. J Am Acad Child Adolesc Psychiatry 2014 ; 53 : 1308-16.

2）Skarphedinsson G, Compton S, Thomsen PH, et al. Tics Moderate Sertraline, but Not Cognitive-Behavior Therapy Response in Pediatric Obsessive-Compulsive Disorder Patients Who Do Not Respond to Cognitive-Behavior Therapy. J Child Adolesc Psychopharmacol 2015 ; 25 : 432-9.

3）March JS, Franklin ME, Leonard H, et al. Tics moderate treatment outcome with sertraline but not cognitive-behavior therapy in pediatric obsessive-compulsive disorder. Biol Psychiatry 2007 ; 61 : 344-7.

専門医が行う本人・家族への生活指導内容で伝えることが推奨される内容は何か？

推奨

専門医が行う患児・家族への生活指導内容では，トゥレット症および慢性チック症の自然経過，チック症状による機能障害を評価することの必要性，患児および周囲の対応，治療の適応とその内容（薬物治療や心理療法）を伝えることが推奨される．

> 推奨の強さ：強く推奨する／エビデンスの確実性：弱い

解説

　チック症に対する治療の基礎は生活指導である．むしろ必要とされる治療的介入が生活指導のみとなることもあるため，患児・家族に十分な指導を行うことが推奨される．

　患児も家族も，発作を一時的にはコントロールできるにもかかわらず，長期的になぜコントロールできないのか理解できないことが多い．病態を理解することで，患児が困難な状態にあると理解できるだろう．また，家族はしばしば患児の症状に対して責任を感じることがあり，罪悪感や自責の念が表面化することもある．したがって生活指導は，障害の性質を理解し，患児とその家族がチック症を受容するために極めて重要である．さらに，生活指導を通じて患児や家族が直面するであろう問題点についてオープンな話し合いを確立し，対処法について議論することができるという利点がある．欧州[1]，カナダ[2]，米国[3]の治療ガイドラインの3つすべてで，生活指導（心理教育）の重要性が認識されている．

　患児とその家族に知らせることが不可欠な内容としては，チック症の病態，症状の増減を含む自然経過，症状に関連する要因（ストレスや疲労など），関連する精神症状などがあげられる[4]．その他にチック症の重症度をどのように評価するか，薬物治療の必要性なども伝えることが推奨されている．

　生活指導の対象は，患児とその家族が主体であるが，学校教諭や同級生に対する心理教育も検討の余地がある[1]．教諭にチック症の一般的な情報を提供することは，教室を管理するための効果的な対策を講じるのに役立つだろう．患児がチック症状に伴うストレスを軽減させるためには，教室での対応が必要な場合が多く，個別に教育計画が必要になることもある．家族から教諭や学校関係者に対して，チック症に関する情報を案内する方法もある．チック症患児の約72%が，教諭から何らかの形での対策を準備してもらっており，最も一般的なものはチック症状を無視したり，必要に応じて部屋を出る許可を得たりする

ことである．Kepley と Conners は，柔軟性のある対応，家族と教諭の緊密な連絡，教諭が効果的に介入するための再評価が必要であると強調している[5]．2 つの研究では，学校の同級生に対してトゥレット症に関する教育ビデオを視聴してもらい，認識や態度の変化を調べている[6,7]．比較的高年齢の生徒を対象にした Woods らの研究では，教材の視聴後にチック症の人に対して肯定的な態度を示した．年少児を対象とした別の研究では，前後の態度に差はみられなかった[8]．実際の行動への影響は不明な点が多く，この分野でのさらなる研究が必要である．

ピアカウンセリング[9]

　チック症の患児を対象としたピアカウンセリング（グループワーク）について評価した事例研究が散見される．グループアプローチは，患児とその親に，安定した環境のなかで同じ疾患・悩みをもつ人と出会う機会を提供する．複数回のセッションを通して，チック症状の管理，怒りの管理，いじめ，学校や自尊心などの体験を共有したり，チック症の併存症に関する心理教育的な資料を得ることができる．このアプローチはまだ発展的な段階にあり，トゥレット症およびチック症の改善効果についてのエビデンスはないか非常に低いが，参加者からの評価はおおむね肯定的でありさらなる発展が期待できる．

文献検索式

- PubMed　（Tic/Tourette）+（Child or Pediatric）/Treatment/（psychoeducation or peer counseling or family support）+（severity or quality of life or adverse event）
  該当文献 74 件
- Cochrane Review　同上
  該当文献 55 件
- 医中誌　（チック症 / トゥレット症）+ 小児 / 治療 / 生活指導 / ピアカウンセリング +（重症度 or QOL or 有害事象）
  該当文献 6 件

  以上に加えて，検索された文献の参考文献や総説を含め，委員会で検討し重要と判断した文献も含めた．

文献

1) Verdellen C, van de Griendt J, Hartmann A, et al. European clinical guidelines for Tourette syndrome and other tic disorders. Part III : behavioural and psychosocial interventions. Eur Child Adolesc Psychiatry 2011 ; 20 : 197-207.
2) Steeves T, McKinlay BD, Gorman D, et al. Canadian guidelines for the evidence-based treatment of tic disorders : behavioral therapy, deep brain stimulation, and transcranial magnetic stimulation. Can J Psychiatry 2012 ; 57 : 144-51.
3) Murphy TK, Lewin AB, Storch EA, Stock S ; American Academy of Child and Adolescent Psychiatry（AACAP）Committee on Quality Issues（CQI）. Practice parameter for the assessment and treatment of children and adolescents with tic disorders. J Am Acad Child Adolesc Psychiatry 2013 ; 52 : 1341-59.
4) Ganos C, Martino D, Pringsheim T. Tics in the Pediatric Population : Pragmatic Management. Mov Disord Clin Pract 2017 ; 4 : 160-72.
5) Kepley HO, Conners S. Management of learning and school difficulties in children with Tourette syndrome. In : Woods DW, Piacentini JC, Walkup JT（eds）. Treating Tourette syndrome and tic disorders : a guide for practitioners. New York : Guilford Press, 2007 : 242-64.
6) Friedrich S, Morgan SB, Devine C. Children's attitudes and behavioral intentions toward a peer with Tourette syndrome. J

Pediatr Psychol 1996 ; 21 : 307-19.

7) Woods DW, Marcks BA. Controlled evaluation of an educational intervention used to modify peer attitudes and behavior toward persons with Tourette's Syndrome. Behav Modif 2005 ; 29 : 900-12.

8) Pringsheim T, Okun MS, Müller-Vahl K, et al. Practice guideline recommendations summary : Treatment of tics in people with Tourette syndrome and chronic tic disorders. Neurology 2019 ; 92 : 896-906.

9) Murphy T, Heyman I. Group Work in Young People with Tourette Syndrome. Child Adolesc Ment Health 2017 ; 12 : 46-8.

CQ12

以下の薬剤は治療薬として推奨されるか？
・リスペリドン
・アリピプラゾール
・抗てんかん薬（トピラマート，レベチラセタム）
・極少量レボドパ療法

推奨

チック症に対する薬物治療として，抗精神病薬（リスペリドン，アリピプラゾール）を推奨する．ただし，日本では2023年時点で小児チック症（およびトゥレット症）に対する薬物治療として保険適用のある薬剤はないため，併存症治療としての使用のみ許可される．

抗てんかん薬，極少量レボドパ療法はエビデンスに乏しく，使用を推奨しない．

  ・リスペリドン
  ・アリピプラゾール

> 推奨の強さ：強く推奨する／エビデンスの確実性：中程度

  ・抗てんかん薬
      トピラマート
      レベチラセタム
  ・極少量レボドパ療法

> 推奨の強さ：明確な推奨ができない／エビデンスの確実性：非常に弱い

解説

　トゥレット症およびチック症に対する治療の基盤は，家族ガイダンス，心理教育，環境調整である．その枠組みの中にCBTと並置されて薬物治療が存在することを念頭において治療に当たる必要がある[1]．また，わが国でのチック症に対する薬物治療のエキスパートコンセンサスでは第一選択としてアリピプラゾール，第二選択としてリスペリドンが選ばれていた[2]が，2023年時点で日本では小児トゥレット症およびチック症に対して保険適用のある薬剤は存在しない．米国食品医薬品局（FDA）ではトゥレット症のチック（Tourette syndrome-related tics）に対してハロペリドール，ピモジドおよびアリピプラゾールの3剤のみが認可されている[3]．実際には世界中で多くの医師が適応外使用をしていることは事実であるが，本ガイドラインはこの状態を奨励するものではない．現在はチック症の併存症に対する薬物治療のみ許可されているのがわが国の現状であるが，今後，これを踏まえ

て調査・研究が行われる必要がある.

　小児トゥレット症および慢性チック症の薬物治療について，薬剤ごとの有効性を検証した．また，薬剤ごとに適応とされている疾患名を記載した.

抗精神病薬(リスペリドン，アリピプラゾール)

　チック症に対して最も古くから用いられ，効果も高いとされている．古典的な治療薬は主にドパミン系に作用する定型抗精神病薬であるハロペリドールであったが，近年は副作用などの点からドパミン系とセロトニン系の両方に作用する非定型抗精神病薬が選択されることが増えている[2]．抗精神病薬の使用においては，頻度は低いものの遅発性ジスキネジアや悪性症候群などの副作用に注意が必要である．その他にも錐体外路症状やジストニア，パーキンソン症状，鎮静，食欲増進，体重増加(糖および脂質の代謝障害を伴う)，高プロラクチン血症，心伝導障害(QT延長)などが報告されている[1,4].

　リスペリドンの有効性については，海外でリスペリドンとプラセボの比較研究が行われた[5,6]．26人の患児を対象とした研究[7]では，最大用量3～4 mg/日のリスペリドンをプラセボと8週間比較した．46人の被験者を対象とした研究[8]では，最大用量6 mg/日のリスペリドンをプラセボと8週間比較した．いずれも短期間ではあるが有効性が示され，一般的な副作用は体重増加と軽度から中等度の鎮静だった．2000年代に入って米国[9]，英国[4]，カナダ[5]，欧州[6]で小児トゥレット症およびチック症に対するガイドラインが作成され，推奨される投与量はそれぞれ異なるが，おおむね0.25～6.0 mg/日程度とされている.

　アリピプラゾールを用いた最近の非盲検比較試験では，韓国版YGTSSが52%減少し，79%の患児が臨床全般印象尺度(CGI-I)で「非常に改善した」または「改善した」と報告された[10]．小児から思春期のチック症患児を対象としたオープンラベル試験では，低用量でチック症の改善が観察され，平均体重増加は0.9～2.3 kgであった[11,12]．米国児童青年精神医学会(American Academy of Child and Adolescent Psychiatry)のガイドラインでは初期量1.0～2.5 mg/日，維持量2.5～15.9 mg/日と記載されている[9]．濱本らは1.5～3.0 mg/日から開始して漸増し，10 mg/日前後で一定の効果をみることが多いが，30 mg/日近くで効果を認めることもあり，副作用に注意して慎重に増量を続けることが有効な場合もあるとしている[1].

　リスペリドンとアリピプラゾールを比較してどちらの有効性が高いかというデータはないが，服用回数が少ないことからアリピプラゾールの忍容性が高いかもしれない[4]．チック症の重症度，頻度，局所性，複雑性，および併存疾患のパターンなど，個別の特徴に対してどのような薬剤が有効かという調査はほとんど行われていない．また，第一選択薬で良好な反応を示さなかった患者の第二選択薬への反応に関するデータもない．例えば，リスペリドンに反応しなかった患者において，他の抗精神病薬でも反応が期待できるのか科学的なデータは存在しない.

　リスペリドンとアリピプラゾールは小児期のASDに伴う易刺激性に保険適用がある.

抗てんかん薬

　各国のガイドライン発行に前後して，複数のシステマティックレビュー（SR）がなされ，その中にトピラマートとレベチラセタムが含まれている．

　トピラマートに関しては 7 〜 65 歳の 29 人の患者を対象としたプラセボコントロール試験では，YGTSS スコアがトピラマート群で優位に改善していた．1 日平均投与量は 118 mg で，有害事象については群間で差は認められなかった[13]．別の研究ではトピラマートは音声チックの改善はみられなかったが，運動チックにおいて総チックスコアの改善を認めた[14]．

　レベチラセタムを含む GABA 作動性の抗てんかん薬は，チック症のオープンラベル試験でチック症状の改善を認めた[15, 16]．しかし，小規模（$n = 10$）ランダム化二重盲検クロスオーバー試験[17]や，22 人のチック症患児（平均年齢 12.2 歳）を対象としたランダム化二重盲検プラセボ対照クロスオーバー試験[18]では，レベチラセタムは平均総 YGTSS などのスコアを変化させなかった．これらの結果からレベチラセタムの有用性には疑問が残る．

　上記以外の抗てんかん薬としては，併存症のうつ状態や不安状態に対してバルプロ酸ナトリウム，カルバマゼピン，ラモトリギンなどが用いられることがある[1]が，いずれもチック症自体に対する有効性のデータはない．なお，いずれの抗てんかん薬も保険適用はてんかんとなっている．

極少量レボドパ療法

　チック症の病態仮説の 1 つとして，ドパミン関連の線条体 D2 受容体の hypersensitivity あるいは hyperinnervation が指摘され，極少量レボドパ療法の有効性が報告されている．

　Nomura らは 86 人（うち 6 〜 12 歳が 42 人）のチック症患者に対するレボドパのオープンラベル試験で 50%（6 〜 12 歳の 64.3%）に有効であったと報告している．投与量は 7 mg/kg/日（最大 200 mg/ 日）であった[19]．トゥレット症の成人 6 人に対して，カルビドパの前処置後，単盲検条件下でレボドパ 150 mg を経口投与する研究も行われ，被験者全員がチック症重症度の低下（平均 − 40%，$p < 0.05$）を示した[20]．現時点では有効性に関するデータに乏しく，大規模なプラセボ対照試験が必要である．

　わが国で行われている極少量レボドパ療法は，レボドパ 0.5 mg/kg/ 日（分 2）で投与し，1 〜 2 か月間で症状の改善がなければ他剤への変更を考慮するというものである[21]．わが国におけるレボドパの保険適用はパーキンソン病またはパーキンソン症候群である．本ガイドラインにおける極少量レボドパ療法で用いる薬剤はレボドパであり，レボドパ・カルビドパ水和物配合剤ではない（COLUMN 参照）．

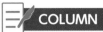

COLUMN

極少量レボドパ療法(0.5mg/kg/ 日)について

　極少量レボドパ療法は，1980 年代に，瀬川昌也先生より提唱された治療法である．左側線条体に結節があり右方へ回転する発作を呈する結節性硬化症症例の病態を，動物実験を参考に，線条体へ入力するドパミンニューロンの低下が後シナプス受容体過感受性をきたしたと推測，極少量レボドパ(0.5mg/kg/ 日)の有効性を認めたことから始まっている．瀬川先生は，1989 年厚労省研究班「自閉症における極少量 L-dopa の影響」にて，その効果を検証し，多動，自傷，乱暴，こだわりが 30% 以上改善したと報告，さらに抗ドパ製剤でみられる眠気や高次脳機能障害を呈することはなかった，と報告した．トゥレット症に対する本治療は，トゥレット症の終夜脳波，衝動性眼球運動の結果より，チック症の発症に受容体過感受性が関連すると推測され開始された．過去の報告では，トゥレット症 155 例で，10 歳以下ではチック症が半減した例が多いことが報告された．また抗ドパ製剤による体重増加や眠気などの副作用を避ける目的で本治療を使用し有効性を認めた症例報告も認める．しかし，比較試験を行っていないこと等から，エビデンスレベルは低い．今後，検証が必要な治療法と考える．なお，レボドパ療法は，レボドパ単剤のことであり，レボドパ・ドパ脱炭酸酵素阻害薬(LD-DCI)ではないことを明記しておく．

文献検索式

- PubMed 　(Tic/Tourette)＋(Child or Pediatric)/(Treatment or medication or pharmacotherapy)/ ＋(severity or adverse event or quality of life or Exacerbation)
  該当文献 47 件

- Cochrane Review　同上
  該当文献 39 件

- 医中誌　(チック症 / トゥレット症)＋小児 / 治療 / 薬物療法＋(重症度 or 有害事象 or QOL or 増悪)
  該当文献 4 件

　以上に加えて，検索された文献の参考文献や総説を含め，委員会で検討し重要と判断した文献も含めた．

文献

1) 濱本　優，金生由紀子．チック・トゥレット症の治療・支援③薬物療法．こころの科学 2017；194：61-7.
2) Hamamoto Y, Fujio M, Nonaka M, Matsuda N, Kono T, Kano Y. Expert consensus on pharmacotherapy for tic disorders in Japan. Brain Dev 2019；41：501-6.
3) Seideman MF, Seideman TA. A Review of the Current Treatment of Tourette Syndrome. J Pediatr Pharmacol Ther 2020；25：401-12.
4) Hollis C, Pennant M, Cuenca J, et al. Clinical effectiveness and patient perspectives of different treatment strategies for tics in children and adolescents with Tourette syndrome：a systematic review and qualitative analysis. Health Technol Assess 2016；20：1-450, vii-viii.
5) Pringsheim T, Doja A, Gorman D, et al. Canadian guidelines for the evidence-based treatment of tic disorders：pharmacotherapy. Can J Psychiatry 2012；57：133-43.
6) Roessner V, Plessen KJ, Rothenberger A, et al. European clinical guidelines for Tourette syndrome and other tic disorders. Part II：pharmacological treatment. Eur Child Adolesc Psychiatry 2011；20：173-96.

7）Scahill L, Leckman JF, Schultz RT, Katsovich L, Peterson BS. A placebo-controlled trial of risperidone in Tourette syndrome. Neurology 2003 ; 60 : 1130-5.

8）Dion Y, Annable L, Sandor P, Chouinard G. Risperidone in the treatment of Tourette syndrome : a double-blind, placebo-controlled trial. J Clin Psychopharmacol 2002 ; 22 : 31-9.

9）Murphy TK, Lewin AB, Storch EA, Stock S ; American Academy of Child and Adolescent Psychiatry（AACAP）Committee on Quality Issues（CQI）. Practice parameter for the assessment and treatment of children and adolescents with tic disorders. J Am Acad Child Adolesc Psychiatry 2013 ; 52 : 1341-59.

10）Yoo HK, Choi SH, Park S, Wang HR, Hong JP, Kim CY. An open-label study of the efficacy and tolerability of aripiprazole for children and adolescents with tic disorders. J Clin Psychiatry 2007 ; 68 : 1088-93.

11）Murphy TK, Mutch PJ, Reid JM, et al. Open label aripiprazole in the treatment of youth with tic disorders. J Child Adolesc Psychopharmacol 2009 ; 19 : 441-7.

12）Lyon GJ, Samar S, Jummani R, et al. Aripiprazole in children and adolescents with Tourette's disorder : an open-label safety and tolerability study. J Child Adolesc Psychopharmacol 2009 ; 19 : 623-33.

13）Wong IC, Lhatoo SD. Adverse reactions to new anticonvulsant drugs. Drug Saf 2000 ; 23 : 35-56.

14）Jankovic J, Jimenez-Shahed J, Brown LW. A randomised, double-blind, placebo-controlled study of topiramate in the treatment of Tourette syndrome. J Neurol Neurosurg Psychiatry 2010 ; 81 : 70-3.

15）Awaad Y, Michon AM, Minarik S. Use of levetiracetam to treat tics in children and adolescents with Tourette syndrome. Mov Disord 2005 ; 20 : 714-8.

16）Fernández-Jaén A, Fernández-Mayoralas DM, Muñoz-Jareño N, Calleja-Pérez B. An open-label, prospective study of levetiracetam in children and adolescents with Tourette syndrome. Eur J Paediatr Neurol 2009 ; 13 : 541-5.

17）Hedderick EF, Morris CM, Singer HS. Double-blind, crossover study of clonidine and levetiracetam in Tourette syndrome. Pediatr Neurol 2009 ; 40 : 420-5.

18）Smith-Hicks CL, Bridges DD, Paynter NP, Singer HS. A double blind randomized placebo control trial of levetiracetam in Tourette syndrome. Mov Disord 2007 ; 22 : 1764-70.

19）Nomura Y, Segawa M. Neurology of Tourette's syndrome（TS）TS as a developmental dopamine disorder : a hypothesis. Brain Dev 2003 ; 25（Suppl 1）: S37-42.

20）Black KJ, Mink JW. Response to levodopa challenge in Tourette syndrome. Mov Disord 2000 ; 15 : 1194-8.

21）宮崎雅仁．チック障害．小児内科 2010 ; 42 : 784-7.

小児チック症に対するハビットリバーサル(HRT)，チック症のための包括的行動的介入(CBIT)および曝露反応妨害法(ERP)は推奨されるか？

推奨

ハビットリバーサル(HRT)，チック症のための包括的行動的介入(CBIT)および曝露反応妨害法(ERP)は強く推奨される．

推奨の強さ：強く推奨する／エビデンスの確実性：中程度

解説

　ハビットリバーサル(HRT)，チック症のための包括的行動的介入(CBIT)，曝露反応妨害法(ERP)は，複数のシステマティックレビュー(SR)でその有効性が示されており[1~3]，米国，カナダおよび欧州のガイドラインで第一選択の治療と位置付けられている[4~6]．

　チック症の治療としてこれらの治療プログラムが推奨される一方で，薬物治療の併用については議論の余地がある．Rizzoらは，8～17歳のチック症102名を，薬物治療，心理療法(ERPもしくはHRT)と心理教育の3群にランダムに割り付け，その効果を検討し，薬物治療と心理療法はチック症状の改善に同等に有効で，かつ心理教育と比較して有意に有効であったことを報告している[7]．一方で，Sukhodolskyらは248名(9～69歳)を対象として，交絡因子を考慮したCBITの効果を評価し，薬物治療を併用しなかった対象は，有意にチック症状の改善を示したことを報告した[8]．

　これらの治療プログラムの問題点として，治療者の不足，治療アクセスの問題が指摘されている．近年はこれらの問題に対応するため，集団による治療プログラム，インターネットを利用した治療の報告があり，これについても解説する．

ハビットリバーサル(HRT)およびチック症のための包括的行動的介入(CBIT)

　チック症に対する行動療法は，薬物治療の代替の治療もしくは補助療法として，40年以上にわたり臨床応用されている．HRTは最も報告の多い治療プログラムの1つで，チック症の前駆衝動に着目し，前駆衝動の気づきのトレーニング，拮抗反応訓練，ソーシャルサポートから構成される．一方CBITは，HRTを治療内容の軸として，リラクセーショントレーニングや機能分析に基づいた介入，心理教育等を組み合わせた治療プログラムで，2008年にWoodsらの報告以降，治療効果の高いプログラムとして注目されており[9]，わ

が国においてもマニュアルの翻訳が出版されている[10]．本項では，他の SR と同様に，HRT/CBIT として同質の治療として評価する．

2016 年の Whittington らによる小児期から思春期のチック症における行動療法の SR では，126 名を対象とした Piacentini らによる CBIT とコントロール群のランダム化比較試験（RCT）と，7 名を対象とした Azrin と Peterson による HRT とコントロール群の RCT を合わせた 133 名の小児を評価し，HRT/CBIT は中等度の治療効果を認めたことを報告している〔標準化平均差（SMD）＝ −0.64（95%CI −0.99-−0.29）；I^2 ＝ 0%（heterogeneity, p ＝ 0.94）〕[2]．Yates らは，9〜13 歳のチック症 33 名を対象とし，グループによる HRT 群と心理教育群の 2 群にランダムに割り付け介入前後でイェール全般的チック重症度尺度（YGTSS）を用いて評価した．両群ともに改善を認め，特に運動チックのスコアは HRT 群で有意に改善したことを報告した[11]．このように，小児のチック症に対する HRT/CBIT は，欧米を中心にエビデンスの蓄積がなされてきており推奨される治療であるが，わが国では残念ながら浸透された治療といえる状況ではなく，今後の普及が期待される．

曝露反応妨害法（ERP）

チック症に対する ERP は，前駆衝動に関与する刺激を曝露し，前駆衝動を感じてもチック症状を抑制する訓練を主な技法とする，10 回程度のセッションからなる治療プログラムである．HRT とは異なり拮抗反応は用いない．1980 年に Bliss によってその有効性が報告された後，1 つの RCT を含む複数の研究報告がなされてきた[12]．

2004 年の Verdellen らによる RCT では，平均 11.9 歳の 25 名の患児が対象となっており，12 セッションの ERP と 10 セッションの HRT をランダムに割り付け比較検討した．セッション回数を考慮した統計解析では，どちらの介入も有意な改善を認めており（効果量：ERP＝1.42，HRT＝1.06），両者の変化量（改善）に差を認めなかったことを示した[13]．また van de Griendt らは，1 セッションが 2 時間と長いことが治療の普及の障壁であると述べ，1 時間に短縮したセッションとの治療効果の比較検討を行い（対象は 50 名），1 時間のセッションでも劣位性がなかったことを報告している[14]．エビデンス量では，HRT/CBIT には及ばないものの，複数のレビュー論文でも治療の推奨が示されており[1, 15, 16]，ERP も推奨されるとした．

心理療法の応用

これらの心理療法は有効性が示される一方で，治療の担い手の不足，複数回のセッションにわたるアクセスの問題が普及の障壁になっていることが指摘されており，近年は集団による介入やインターネットを利用したプログラムなどの新しい試みの報告が散見される．

集団の HRT と心理教育（6 セッション）を比較した，9〜13 歳の小児 33 名を対象とした

2016 年の Yates らによる RCT では，HRT 群で有意にチック症状の改善を認め，さらに両者とも QOL の改善を認めたことを報告した[11]．Nissen らは 9 ～ 17 歳のチック症の 59 名を，個別介入と集団介入（HRT + ERP）の 2 群にランダムに割り付け，8 セッションを実施できた 54 名の検討を報告した（単盲検 RCT）．YGTSS の総得点は，両者とも顕著な改善を認め（効果量：個別 = 1.66，集団 = 1.58），総得点，運動チックスコア，音声チックスコアのいずれも両群間で差を認めなかったと報告した[17]．インターネットに関しては，Andrén らは，8 ～ 16 歳のチック症 23 名を対象に，インターネットを利用した介入（ERP or HRT）を行い，介入の満足度は高く，脱落者は認めず，治療反応率と効果量はそれぞれ良好であったことを報告している（ERP：75%，$d = 1.12$，HRT：55%，$d = 0.50$）[18]．比較的新しい報告が多いため，レビューやガイドラインでの記載はないが，これらの知見を考慮すると，集団による介入，インターネットを利用した介入は有効な手段である可能性がある．

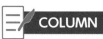

COLUMN

トゥレット症に対する呼吸法について

　深呼吸は気持ちを落ちかせ，セロトニン神経活性を安定化させるなど，一般的に精神の安定にはよいとされている．2020 年，トゥレット症の成人に対して，鼻呼吸法の有効性がわが国より報告された．方法は，しっかり口を閉じ，鼻でゆっくり吸う（5 秒）そのまま保つ（2 秒），ゆっくり吐く（10 秒）を 2 分間行う．この間チック症は我慢しなくてもよい．最近は，さらに患児を対象とした鼻呼吸法の有効性も報告されている．小児では，鼻等が小さいので，鼻でゆっくり吸う（3 秒でもよい），そのまま保つ（2 秒），ゆっくり吐く（10 秒より早くてもよい）．できれば 2 分間で保護者と一緒に 1 日 3 回やりましょう，と推奨をしている．機序として，深呼吸・鼻呼吸で副交感神経系が優位になることが示唆されている．また，トゥレット症の患者は交感神経系が優位でリラックスが難しいという報告もあり，鼻呼吸も深呼吸も難しい．外来で 1 分程度試すのみでも，患児のチック症が落ち着くことをよく経験する．鼻呼吸法以外にも，CBIT も衝動の制御に呼吸法を重視しており，心を落ち着けて深呼吸をすることにより，チック症の前駆衝動が下がることがある．

　今後注目すべき治療法の 1 つである．

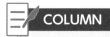

COLUMN

トゥレット症に対する歯科スプリント治療について

　2009 年から米国で始まり，2016 年日本の家族会によりセミナーが開始されたことを契機に日本でも数施設で試みられている．2019 年大阪大学大学院歯学研究科歯学部より 22 名（初

診時年齢７〜27歳，平均17.2歳，男性16名，女性６名，臼歯部咬合高径は1.5〜4.5 mm，装着時間は４〜12時間）の臨床成績が報告された．方法は，木製舌圧子数枚を臼歯で咬合させ，最もチック症が抑制される咬合高径を目安とし，その高さを確保できるようなスプリントを飲食，歯磨き，睡眠時以外の覚醒時に，１日８時間以内を目安で装着する．適応は，顎関節の発達を考え14歳以上が望ましいとされている．結果，初回来院時と比較して70％以上，音声・運動チックとも有意に減少，運動・音声チックの減少率は正の相関を認めた．100日以上経過しても効果は持続した．顎関節痛，頭痛，歯列不正などの副作用は認めなかった．内科的な副作用もなく，今後の発展が期待される．

COLUMN

トゥレット症の脳深部刺激療法（DBS）について

　1999年より難治性トゥレット症に対するDBSが試みられており，日本でも2011年には報告がされている．ターゲットは，両側視床内側中心－束傍核（centromedian-parafascicular：CM-Pf）の有効性が多く報告されているが，過去には，淡蒼球（内節・外節）も試されたこともある．CM-Pfは，霊長類で発達し，感覚系と運動系の接点とする核であり，感覚入力に対する反応，行動の選択に関与することがわかっている．トゥレット症のCM-Pf症に対するDBSは，チック症に対する有効性は高くYGTSSの有意な低下を認めるが，チック症がすべて消失するわけではないことも留意すべきである．2019年米国神経学会からトゥレット症に対するDBSのガイドラインが出されており，専門施設で多軸的な評価が必要であると述べられている．トゥレット症の固有の問題点としては，感染リスクが高い（触る頻度が高い等），デバイスの故障が多い（リードを抜く，頭を振りすぎて壊れる等）があげられる．個別に十分な倫理的配慮がされ，患児と家族の理解が十分に得られてから慎重に行うべきであり，多軸的な継続的な支援が必要である．

文献検索式

- PubMed　（Tic/Tourette）＋（Child or Pediatric）/Treatment/cognitive behavior therapy/Habit reversal ＋（severity or quality of life or adverse event）
  該当文献36件

- Cochrane Review　同上
  該当文献38件

- 医中誌　（チック症/トゥレット症）＋小児/治療/認知行動療法/ハビットリバーサル法＋（重症度 or QOL or 有害事象）
  該当文献３件

  以上に加えて，検索された文献の参考文献や総説を含め，委員会で検討し重要と判断した文献も含めた．

文献

1) Hollis C, Pennant M, Cuenca J, et al. Clinical effectiveness and patient perspectives of different treatment strategies for tics in children and adolescents with Tourette syndrome : a systematic review and qualitative analysis. Health Technol Assess 2016 ; 20 : 1-450, vii-viii.

2) Whittington C, Pennant M, Kendall T, et al. Practitioner Review : Treatments for Tourette syndrome in children and young people - a systematic review. J Child Psychol Psychiatry 2016 ; 57 : 988-1004.

3) Pringsheim T, Holler-Managan Y, Okun MS, et al. Comprehensive systematic review summary : Treatment of tics in people with Tourette syndrome and chronic tic disorders. Neurology 2019 ; 92 : 907-15.

4) Pringsheim T, Okun MS, Müller-Vahl K, et al. Practice guideline recommendations summary : Treatment of tics in people with Tourette syndrome and chronic tic disorders. Neurology 2019 ; 92 : 896-906.

5) Verdellen C, van de Griendt J, Hartmann A, Murphy T ; ESSTS Guidelines Group. European clinical guidelines for Tourette syndrome and other tic disorders. Part III : behavioural and psychosocial interventions. Eur Child Adolesc Psychiatry 2011 ; 20 : 197-207.

6) Steeves T, McKinlay BD, Gorman D, et al. Canadian guidelines for the evidence-based treatment of tic disorders : behavioural therapy, deep brain stimulation, and transcranial magnetic stimulation. Can J Psychiatry 2012 ; 57 : 144-51.

7) Rizzo R, Pellico A, Silvestri PR, Chiarotti F, Cardona F. A Randomized Controlled Trial Comparing Behavioral, Educational, and Pharmacological Treatments in Youths With Chronic Tic Disorder or Tourette Syndrome. Front Psychiatry 2018 ; 9 : 100.

8) Sukhodolsky DG, Woods DW, Piacentini J, et al. Moderators and predictors of response to behavior therapy for tics in Tourette syndrome. Neurology 2017 ; 88 : 1029-36.

9) Woods DW, Piacentini J, Chang SW, et al. Managing Tourette Syndrome : A Behavioral Intervention for Children and Adolescents : Therapist Guide. New York ; Oxford University Press, 2008.

10) Woods DW, Piacentini JC, Chang SW, Deckersbach T, Ginsburg GS, Peterson AL, et al.（著）, 金生由紀子, 浅井逸郎（監訳）. チック症のための包括的行動的介入（CBIT）セラピストガイド. 東京：丸善出版, 2018.

11) Yates R, Edwards K, King J, et al. Habit reversal training and educational group treatments for children with tourette syndrome : A preliminary randomised controlled trial. Behav Res Ther 2016 ; 80 : 43-50.

12) Bliss J. Sensory experiences of Gilles de la Tourette syndrome. Arch Gen Psychiatry 1980 ; 37 : 1343-7.

13) Verdellen CW, Keijsers GP, Cath DC, Hoogduin CA. Exposure with response prevention versus habit reversal in Tourettes's syndrome : a controlled study. Behav Res Ther 2004 ; 42 : 501-11.

14) van de Griendt JMTM, van Dijk MK, Verdellen CWJ, Verbraak MJPM. The effect of shorter exposure versus prolonged exposure on treatment outcome in Tourette syndrome and chronic tic disorders - an open trial. Int J Psychiatry Clin Pract 2018 ; 22 : 262-7.

15) Cook CR, Blacher J. Evidence-Based Psychosocial Treatments for Tic Disorders. Clin Psychol Sci Pract 2007 ; 14 : 252-67.

16) van de Griendt JMTM, Verdellen CWJ, van Dijk MK, Verbraak MJ. Behavioural treatment of tics : habit reversal and exposure with response prevention. Neurosci Biobehav Rev 2013 ; 37 : 1172-7.

17) Nissen JB, Kaergaard M, Laursen L, Parner E, Thomsen PH. Combined habit reversal training and exposure response prevention in a group setting compared to individual training : a randomized controlled clinical trial. Eur Child Adolesc Psychiatry 2019 ; 28 : 57-68.

18) Andrén P, Aspvall K, Fernández de la Cruz L, et al. Therapist-guided and parent-guided internet-delivered behaviour therapy for paediatric Tourette's disorder : a pilot randomised controlled trial with long-term follow-up. BMJ Open 2019 ; 9 : e024685.

CQ14

内服治療の終了が推奨される時期はいつか？

推奨

チック症に対する薬物治療を終了する時期について明確な推奨はない.

推奨の強さ：明確な推奨ができない／エビデンスの確実性：非常に弱い

解説

　文献検索の結果，残念ながらチック症およびトゥレット症に対する薬物治療の終了について，介入に薬物治療の終了を設定し，アウトカムを再発や重症度の変化とした研究をみつけることはできなかった. また，わが国で行われた内服中止時期に関する研究報告についても妥当なエビデンスを提示する文献はみつけられなかった. そのため，経過報告や調査研究の内容を照会した.

　海外のフォローアップレビューでは，内服中止例は副作用を認めたためと記載されており，本 CQ の目的とする積極的な中止時期の検討ではない. 10 年間で薬物治療を必要としたケースが 100 例の観察で 58 例であったと報告されていたが内服中止を実施できた報告はなかった[1]. また，国内文献検索でも同じ報告を認めるのみであった.

　諸外国で策定されたガイドラインでは，害と益を勘案して薬物治療を導入することや副作用に留意し総合的に益を損ねる場合は投薬中止を検討することが一般的であった[2~5]. カナダのガイドラインでは，内服治療の導入の判断としては,「チック症に対して，いつ薬物治療を行うかは,患児や家族の態度やニーズに大きく左右され,それらはケースバイケースで評価されなければならない. 治療が常に必要とされる閾値として，チック症の特定の頻度や重症度を指定することはできず，むしろ，症状が学業，職業，社会的機能を阻害したり，身体的苦痛や心理的苦痛を引き起こしたりする場合に治療を行うべきである」と述べられていた[2]. 他の国々でまとめられていたガイドラインも同様の方針であった.

　上記のように，本 CQ に対して明確なエビデンスと質の高いエビデンスレベルをもとにチック症への内服治療を終了するのに妥当な時期を示すことは難しい. そのため，諸外国の薬物治療を行ううえでの指針を考慮すると以下のようにまとめられる.

　チック症に対する薬物治療中止が推奨される時期に明確なものはなく，チック症状が学業，職業，社会的機能を阻害せず，身体的苦痛や心理的苦痛に影響していないと医師からみて判断できる場合に内服治療の中断を判断することが望まれる. 症状の程度，患児や家

族の希望，QOL，社会的参加など様々な尺度を勘案して投薬終了を検討すべきであろう．

文献検索式

● PubMed （Tic/Tourette）+（Child or Pediatric）/（Treatment or medication）/（discontinuation or quit）+（severity or（adverse event or side effect）or prognosis or relapse rate）
該当文献 33 件

● Cochrane Review　同上
該当文献 27 件

● 医中誌 （チック症 / トゥレット症）+ 小児 / 治療 /（内服中止 or 内服終了）+（重症度 or 有害事象 or 生命予後 or 再燃率）
該当文献 3 件

文献

1）Rizzo R, Gulisano M, Calì PV, Curatolo P. Long term clinical course of Tourette syndrome. Brain Dev 2012 : 34 : 667-73.

2）Steeves T, McKinlay BD, Gorman D, et al. Canadian guidelines for the evidence-based treatment of tic disorders : behavioral therapy, deep brain stimulation, and transcranial magnetic stimulation. Can J Psychiatry 2012 ; 57 : 144-51.

3）Verdellen C, van de Griendt J, Hartmann A, Murphy T ; ESSTS Guidelines Group. European clinical guidelines for Tourette syndrome and other tic disorders. Part III : behavioral and psychosocial interventions. Eur Child Adolesc Psychiatry 2011 ; 20 : 197-207.

4）Murphy TK, Lewin AB, Storch EA, Stock S ; American Academy of Child and Adolescent Psychiatry（AACAP）Committee on Quality Issues（CQI）. Practice parameter for the assessment and treatment of children and adolescents with tic disorders. J Am Acad Child Adolesc Psychiatry 2013 ; 52 : 1341-59.

5）Hollis C, Pennant M, Cuenca J, et al. Clinical effectiveness and patient perspectives of different treatment strategies for tics in children and adolescents with Tourette syndrome : a systematic review and qualitative analysis. Health Technol Assess 2016 ; 20 : 1-450, vii-viii.

●資料：文献検索式・文献

CQ1　小児チック症として妥当な症状は何か？

■文献検索式

● PubMed　（Tic/Tic disorders/Tourette）＋（Child or Pediatric）/ ＋（motor tic　or　vocal tic　or　chronic tics disorders　or coprolalia or facial tics）
該当文献 228 件

● Cochrane Review　同上
該当文献 6 件

● 医中誌　（チック症 / トゥレット症）＋小児 / ＋（音声チック or 運動チック or 慢性チック or 汚言）
該当文献 21 件

　　以上に加えて，検索された文献の参考文献や総説を含め，委員会で検討し重要と判断した文献も含めた．

■文献

1）梶　龍兒，編．不随意運動の診断と治療，改訂第 2 版．東京：診断と治療社，2016.
2）American Psychiatric Association，著，髙橋三郎，大野　裕，監訳，日本精神神経学会（日本語版用語監修）．DSM-5 精神疾患の診断・統計マニュアル．東京：医学書院，2014.
3）Shapiro AK, Shapiro ES, Young JG, Feinberg TE, eds. Gilles de la Tourette syndrome. 2nd ed. New York：Raven Press, 1988.
4）Leckman JF, Riddle MA, Hardin MT, et al. The Yale Global Tic Severity Scale：initial testing of a clinician-rated scale of tic severity. J Am Acad Child Adolesc Psychiatry 1989；28：566-73.
5）Freeman R. Tics and Tourette Syndrome：Key Clinical Perspectives. London：Mac Keith Press, 2015.
6）稲見茉莉，金生由紀子．チック症の評価．小児科臨床 2019；72（増刊）：1331-4.
7）Robertson MM, Althoff RR, Hafez A, Pauls DL. Principal components analysis of a large cohort with Tourette syndrome. Br J Psychiatry 2008；193：31-6.
8）Freeman RD, Zinner SH, Müller-Vahl KR, et al. Coprophenomena in Tourette syndrome. Dev Med Child Neurol 2009；51：218-27.
9）Leckman JF, Walker DE, Cohen DJ. Premonitory urges in Tourette's syndrome. Am J Psychiatry 1993；150：98-102.

CQ2　どの時期に治療を開始することが推奨されるか？また，年齢を判断基準にすることが推奨されるか？

■文献検索式

● PubMed　（Tic/Tourette）＋（Child or Pediatric）/（management /treatment or medication）/ ＋（age）＋（haloperidol or psychiatric management or environment）
該当文献 24 件

● Cochrane Review　同上
該当文献 2 件

● 医中誌　（チック症 / トゥレット症）＋小児 / 治療 / 薬物療法 / 年齢＋（ハロペリドール or 心理 / 精神療法 or 環境調整）
該当文献 1 件

　　以上に加えて，検索された文献の参考文献や総説を含め，委員会で検討し重要と判断した文献も含めた．

■文献

1）Shapiro AK, Shapiro ES, Young JG, Feinberg TE, eds. Gilles de la Tourette syndrome. 2nd ed. New York：Raven Press, 1988.
2）Freeman RD, Fast DK, Burd L, Kerbeshian J, Robertson MM, Sandor P. An international perspective on Tourette syndrome：

selected findings from 3,500 individuals in 22 countries. Dev Med Child Neurol 2000 ; 42 : 436-47.

3）Bloch MH, Leckman JF. Clinical course of Tourette syndrome. J Psychosom Res 2009 ; 67 : 497-501.

4）Cavanna AE, Critchley HD, Orth M, Stern JS, Young MB, Robertson MM. Dissecting the Gilles de la Tourette spectrum : a factor analytic study on 639 patients. J Neurol Neurosurg Psychiatry 2011 ; 82 : 1320-3.

5）Stiede JT, Woods DW. Pediatric Prevention : Tic Disorders. Pediatr Clin North Am 2020 ; 67 : 547-57.

6）Bernard BA, Stebbins GT, Siegel S, et al. Determinants of quality of life in children with Gilles de la Tourette syndrome. Mov Disord 2009 ; 24 : 1070-3.

7）Leckman JF, Zhang H, Vitale A, et al. Course of tic severity in Tourette syndrome : the first two decades. Pediatrics 1998 ; 102 : 14-9.

8）Rizzo R, Gulisano M, Calì PV, Curatolo P. Long term clinical course of Tourette syndrome. Brain Dev 2012 ; 34 : 667-73.

9）Kuwabara H, Kono T, Shimada T, Kano Y. Factors affecting clinicians' decision as to whether to prescribe psychotropic medications or not in treatment of tic disorders. Brain Dev 2012 ; 34 : 39-44.

10）Pringsheim T, Okun MS, Müller-Vahl K, et al. Practice guideline recommendations summary : treatment of tics in people with Tourette syndrome and chronic tic disorders. Neurology 2019 ; 92 : 896-906.

CQ3 小児チック症への生活指導や疾病教育は推奨されるか？

■文献検索式

● PubMed （Tic/Tourette）＋（Child or Pediatric）/Treatment/Education ＋（severity or quality of life or adverse event）
該当文献 39 件

● Cochrane Review 同上
該当文献 38 件

● 医中誌 （チック症 / トゥレット症）＋小児 / 治療 / 生活指導 / 疾病教育 ＋（重症度 or QOL or 有害事象）
該当文献 3 件

以上に加えて，検索された文献の参考文献や総説を含め，委員会で検討し重要と判断した文献も含めた.

■文献

1）Murphy TK, Lewin AB, Storch EA, Stock S ; American Academy of Child and Adolescent Psychiatry（AACAP）Committee on Quality Issues（CQI）. Practice parameter for the assessment and treatment of children and adolescents with tic disorders. J Am Acad Child Adolesc Psychiatry 2013 ; 52 : 1341-59.

2）Hollis C, Pennant M, Cuenca J, et al. Clinical effectiveness and patient perspectives of different treatment strategies for tics in children and adolescents with Tourette syndrome : a systematic review and qualitative analysis. Health Technol Assess 2016 ; 20 : 1-450, vii-viii.

3）Rizzo R, Pellico A, Silvestri PR, Chiarotti F, Cardona F. A Randomized Controlled Trial Comparing Behavioral, Educational, and Pharmacological Treatments in Youths With Chronic Tic Disorder or Tourette Syndrome. Front Psychiatry 2018 ; 9 : 100.

4）金生由紀子. チック症，吃音. 小児科診療 2018 ; 81 : 902-4.

5）Hassan N, Cavanna AE. The prognosis of Tourette syndrome : implications for clinical practice. Funct Neurol 2012 ; 27 : 23-7.

CQ4 小児チック症の環境調整は推奨されるか？

■文献検索式

● PubMed （Tic/Tourette）＋（Child or Pediatric）/Treatment/environmental management ＋（severity or quality of life or adverse event）
該当文献 12 件

● Cochrane Review 同上
該当文献 5 件

● 医中誌 （チック症 / トゥレット症）＋小児 / 治療 / 環境調整 ＋（重症度 or QOL or 有害事象）

該当文献 3 件

以上に加えて，検索された文献の参考文献や総説を含め，委員会で検討し重要と判断した文献も含めた．

■文献

1) Murphy TK, Lewin AB, Storch EA, Stock S；American Academy of Child and Adolescent Psychiatry（AACAP）Committee on Quality Issues（CQI）. Practice parameter for the assessment and treatment of children and adolescents with tic disorders. J Am Acad Child Adolesc Psychiatry 2013；52：1341-59.
2) Hong SB, Kim JW, Shin MS, et al. Impact of family environment on the development of tic disorders：epidemiologic evidence for an association. Ann Clin Psychiatry 2013；25：50-8.
3) Conelea CA, Woods DW. The influence of contextual factors on tic expression in Tourette's syndrome：a review. J Psychosom Res 2008；65：487-96.
4) 新井 卓．児童・思春期のチック・トゥレット症と周辺症状．医学と薬学 2018；75：25-9.

CQ5 一般小児科医が初期治療として薬物治療（を行うこと）が推奨されるか？
　　　ⅰ．推奨される処方内容は？ / ⅱ．漢方薬は推奨されるか？

■文献検索式

- PubMed　（Tic/Tourette）＋（Child or Pediatric）/（Treatment or medication or pharmacological treatment or herbal medicine）/（generalist or primary care doctor or practitioner）＋（severity or adverse event or side effect or QOL）
  該当文献 86 件

- Cochrane Review　同上
  該当文献 14 件

- 医中誌　（チック症/トゥレット症）＋小児/治療（薬物治療 or 漢方薬）/（一般医 or 一次診療医 or 開業医）＋（重症度 or 有害事象 or QOL）
  該当文献 17 件

以上に加えて，検索された文献の参考文献や総説を含め，委員会で検討し重要と判断した文献も含めた．

■文献

1) 濱本 優，金生由紀子．Tourette 症に対する薬物療法のエビデンスと治療ガイドライン．臨床精神薬理 2017；20：665-70.
2) Murphy TK, Lewin AB, Storch EA, Stock S；American Academy of Child and Adolescent Psychiatry（AACAP）Committee on Quality Issues（CQI）. Practice parameter for the assessment and treatment of children and adolescents with tic disorders. J Am Acad Child Adolesc Psychiatry 2013 ；52：1341-59.
3) Pringsheim T, Doja A, Gorman D, et al. Canadian guidelines for the evidence-based treatment of Tic disorders：pharmacotherapy. Can J Psychiatry 2012；57：133-43.
4) Roessner V, Plessen KJ, Rothenberger A, et al.；European clinical guidelines for Tourette syndrome and other tic disorders. Part Ⅱ：pharmacological treatment. Eur Child Adolesc Psychiatry 2011；20：173-96.
5) 金生由紀子．チック症，吃音．小児科診療 2018；81：902-4.
6) Hamamoto Y, Fujio M, Nonaka M, Matsuda N, Kono T, Kano Y. Expert consensus on pharmacotherapy for tic disorders in Japan. Brain Dev 2019；41：501-6.
7) Pringsheim T, Holler-Managan Y, Okun MS, et al. Comprehensive systematic review summary：Treatment of tics in people with Tourette syndrome and chronic tic disorders. Neurology 2019；92：907-15.
8) Mills S, Hedderly T. A guide to childhood motor stereotypies, tic disorders and the tourette spectrum for the primary care practitioner. Ulster Med J 2014；83：22-30.
9) Zheng Y, Zhang ZJ, Han XM, et al. A proprietary herbal medicine（5-Ling Granule）for Tourette syndrome：a randomized controlled trial. J Child Psychol Psychiatry 2016；57：74-83.
10) 岩間正文，入山恵津子．慢性チック症に対する漢方エキス剤の改善効果．漢方と最新治療 2019；28：84-8.
11) 岩間正文．小児漢方の現状と未来　当院における小児漢方治療の現状　小建中湯，柴胡桂枝湯，抑肝散の成績を中心に．日本小児東洋医学会誌 2015；28：42-5.
12) de Caires S, Steenkamp V. Use of Yokukansan（TJ-54）in the treatment of neurological disorders：a review. Phytother Res

2010；24：1265-70.

13）Evaluating the Efficacy and Safety of Yi-Gan San in Children and Adolescents with Tourette's Disorder. https：//clinicaltrials. gov/ct2/show/NCT03564132

14）木全かおり．繰り返すチック症状に抑肝散加陳皮半夏が著効した一例．Phil 漢方 2019；77：4-5.

CQ6　小児チック症の治療に対する心理療法は推奨されるか？

■文献検索式

● PubMed　（Tic/Tourette）+（Child or Pediatric）/Treatment/psychotherapy/behavior therapy +（severity or quality of life or adverse event）
該当文献 42 件

● Cochrane Review　同上
該当文献 27 件

● 医中誌　（チック症 / トゥレット症）+ 小児 / 治療 / 心理療法 / 行動療法 +（重症度 or QOL or 有害事象）
該当文献 3 件

以上に加えて，検索された文献の参考文献や総説を含め，委員会で検討し重要と判断した文献も含めた．

■文献

1）Day M, Clarke SA, Castillo-Eito L, Rowe R. Psychoeducation for Children with Chronic Conditions： A Systematic Review and Meta-analysis. J Pediatr Psychol 2020；45：386-98.

2）Verdellen C, van de Griendt J, Hartmann A, Murphy T；ESSTS Guidelines Group. European clinical guidelines for Tourette syndrome and other tic disorders. Part Ⅲ： behavioural and psychosocial interventions. Eur Child Adolesc Psychiatry 2011；20：197-207.

3）Yates R, Edwards K, King J, et al. Habit reversal training and educational group treatments for children with tourette syndrome： A preliminary randomised controlled trial. Behav Res Ther 2016；80：43-50.

4）Rizzo R, Pellico A, Silvestri PR, Chiarotti F, Cardona F. A Randomized Controlled Trial Comparing Behavioral, Educational, and Pharmacological Treatments in Youths With Chronic Tic Disorder or Tourette Syndrome. Front Psychiatry 2018；9：100.

5）Piacentini J, Woods DW, Scahill L, et al. Behavior therapy for children with Tourette disorder： a randomized controlled trial. JAMA 2010；303：1929-37.

6）Sukhodolsky DG, Woods DW, Piacentini J, et al. Moderators and predictors of response to behavior therapy for tics in Tourette syndrome. Neurology 2017；88：1029-36.

7）Bergin A, Waranch HR, Brown J, Carson K, Singer HS. Relaxation therapy in Tourette syndrome： a pilot study. Pediatr Neurol 1998；18：136-42.

8）Sukhodolsky DG, Vitulano LA, Carroll DH, McGuire J, Leckman JF, Scahill L. Randomized trial of anger control training for adolescents with Tourette's syndrome and disruptive behavior. J Am Acad Child Adolesc Psychiatry 2009；48：413-21.

9）Steeves T, McKinlay BD, Gorman D, et al. Canadian guidelines for the evidence-based treatment of tic disorders： behavioural therapy, deep brain stimulation, and transcranial magnetic stimulation. Can J Psychiatry 2012；57：144-51.

10）Scahill L, Sukhodolsky DG, Bearss K, et al. Randomized trial of parent management training in children with tic disorders and disruptive behavior. J Child Neurol 2006；21：650-6.

11）Hollis C, Pennant M, Cuenca J, et al. Clinical effectiveness and patient perspectives of different treatment strategies for tics in children and adolescents with Tourette syndrome： a systematic review and qualitative analysis. Health Technol Assess 2016；20：1-450, vii-viii.

12）Chen CW, Wang HS, Chang HJ, Hsueh CW. Effectiveness of a modified comprehensive behavioral intervention for tics for children and adolescents with tourette's syndrome： A randomized controlled trial. J Adv Nurs 2020；76：903-15.

13）Zimmerman-Brenner S, Pilowsky-Peleg T, Rachamim L, et al. Group behavioral interventions for tics and comorbid symptoms in children with chronic tic disorders. Eur Child Adolesc Psychiatry 2022；31：637-48.

14）Rachamim L, Zimmerman-Brenner S, Rachamim O, Mualem H, Zingboim N, Rotstein M. Internet-based guided self-help comprehensive behavioral intervention for tics（ICBIT）for youth with tic disorders： a feasibility and effectiveness study with 6 month-follow-up. Eur Child Adolesc Psychiatry 2022；31：275-87.

15）Himle MB, Freitag M, Walther M, Franklin SA, Ely L, Woods DW. A randomized pilot trial comparing videoconference versus face-to-face delivery of behavior therapy for childhood tic disorders. Behav Res Ther 2012；50：565-70.

16）Ricketts EJ, Bauer CC, Ran D, Himle MB, Woods DW. Pilot Open Case Series of Voice over Internet Protocol-delivered

Assessment and Behavior Therapy for Chronic Tic Disorders. Cogn Behav Pract 2016；23：40-50.

17) Norwood C, Moghaddam NG, Malins S, Sabin-Farrell R. Working alliance and outcome effectiveness in videoconferencing psychotherapy：A systematic review and noninferiority meta-analysis. Clin Psychol Psychother 2018；25：797-808.

18) Inoue T, Togashi K, Iwanami J, Woods DW, Sakuta R. Open-case series of a remote administration and group setting comprehensive behavioral intervention for tics（RG-CBIT）：A pilot trial. Front Psychiatry 2022；13：890866.

CQ7　小児チック症に併存する ADHD の薬物治療に何が推奨されるか？

■文献検索式

● PubMed　（Tic/Tourette）＋（Children and adolescents）/（attention deficit hyperactivity disorder or autism spectrum disorder）/treatment /management ＋（severity or adverse event）
該当文献 53 件

● Cochrane Review　同上
該当文献 16 件

● 医中誌　（チック症 / トゥレット症）＋（小児 / 思春期）/（注意欠如多動症 / 障害，自閉スペクトラム症 / 障害）/（治療，対応）＋（重症度 or 有害事象）
該当文献 8 件

以上に加えて，検索された文献の参考文献や総説を含め，委員会で検討し重要と判断した文献も含めた．

■文献

1) Freeeman RD, Fast DK, Burd L, Kerbeshian J, Robertson MM, Sandor P. An international perspective on Tourette syndrome：selected findings from 3,500 individuals in 22 countries. Dev Med Child Neurol 2000；42：436-47.

2) Pringsheim T, Lang A, Kurlan R, Pearce M, Sandor P. Health related quality of life in children with Tourette Syndrome. Neurology 2007；68（Suppl 1）：A294.

3) Scahill L, Chappell PB, Kim YS, et al. A placebo-controlled study of guanfacine in the treatment of children with tic disorders and attention deficit hyperactivity disorder. Am J Psychiatry 2001；158：1067-74.

4) Rizzo R, Gulisano M, Calì PV, Curatolo P. Tourette Syndrome and comorbid ADHD：current pharmacological treatment options. Eur J Paediatr Neurol 2013；17：421-8.

5) Allen AJ, Kurlan RM, Gilbert DL, et al. Atomoxetine treatment in children and adolescents with ADHD and comorbid tic disorders. Neurology 2005；65：1941-9.

6) Tourette's Syndrome Study Group. Treatment of ADHD in children with tics：a randomized controlled trial. Neurology 2002；58：527-36.

7) Osland ST, Steeves TDL, Pringsheim T. Pharmacological treatment for attention deficit hyperactivity disorder（ADHD）in children with comorbid tic disorders. Cochrane Database Syst Rev 2018；6：CD007990.

8) Cohen SC, Mulqueen JM, Ferracioli-Oda E, et al. Meta-Analysis：Risk of Tics Associated With Psychostimulant Use in Randomized, Placebo-Controlled Trials. J Am Acad Child Adolesc Psychiatry 2015；54：728-36.

9) Erenberg G. The relationship between tourette syndrome, attention deficit hyperactivity disorder, and stimulant medication：a critical review. Semin Pediatr Neurol 2005；12：217-21.

CQ8　専門医につなぐことが推奨される時期はいつか？

■文献検索式

● PubMed　（Tic/Tourette）＋（Child or Pediatric）/（Treatment）/（transition）＋（severity or symptoms）or comorbidity
該当文献 48 件

● Cochrane Review　同上
該当文献 6 件

● 医中誌　（チック症 / トゥレット症）＋小児 / 治療 /（治療 / 移行医療）＋（重症度 or 兆候）or 併存症
該当文献 4 件

以上に加えて，検索された文献の参考文献や総説を含め，委員会で検討し重要と判断した文献も含めた．

■文献

1）Vertigan AE, Murad MH, Pringsheim T, et al. Somatic Cough Syndrome（Previously Referred to as Psychogenic Cough）and Tic Cough（Previously Referred to as Habit Cough）in Adults and Children : CHEST Guideline and Expert Panel Report. Chest 2015 ; 148 : 24-31.

2）Evans J, Seri S, Cavanna AE. The effects of Gilles de la Tourette syndrome and other chronic tic disorders on quality of life across the lifespan : a systematic review. Eur Child Adolesc Psychiatry 2016 ; 25 : 939-48.

3）Erbilgin Gün S, Kilincaslan A. Quality of Life Among Children and Adolescents With Tourette Disorder and Comorbid ADHD : A Clinical Controlled Study. J Atten Disord 2019 ; 23 : 817-27.

4）Eddy CM, Cavanna AE, Gulisano M, et al. Clinical correlates of quality of life in Tourette syndrome. Mov Disord 2011 ; 26 : 735-8.

5）Fernández de la Cruz L, Rydell M, Runeson B, et al. Suicide in Tourette's and Chronic Tic Disorders. Biol Psychiatry 2017 ; 82 : 111-8.

6）Seragni G, Chiappedi M, Bettinardi B, et al. Habit reversal training in children and adolescents with chronic tic disorders : an Italian randomized, single-blind pilot study. Minerva Pediatr 2018 ; 70 : 5-11.

7）McGuire JF, Arnold E, Park JM, et al. Living with tics : reduced impairment and improved quality of life for youth with chronic tic disorders. Psychiatry Res 2015 ; 225 : 571-9.

8）Wang HS, Kuo MF. Tourette's syndrome in Taiwan : an epidemiological study of tic disorders in an elementary school at Taipei County. Brain Dev 2003 ; 25（Suppl 1）: S29-31.

CQ9　小児チック症の診断に脳波検査 / 画像検査は推奨されるか？

■文献検索式

● PubMed　（Tic/Tics disorders/Tourette）+（Child/Infant/Pediatric/Adolescent）+（Electroencephalography/ Diagnostic Imaging MRI/imaging/brain wave/CNS examination）
該当論文 85 件

● Cochrane Review　同上
該当文献 15 件

● 医中誌　（チック症 / チック / トゥレット）+（年齢）+（画像診断 /X 線診断 / 放射性核種診断 / 超音波診断 / 脳波脳電位 / 脳電図 / 造影検査 /CT 検査 /MRI）
該当文献 3 件

以上に加えて，検索された文献の参考文献や総説を含め，委員会で検討し重要と判断した文献も含めた．

■文献

1）Sethi NK, Labar D, Torgovnick J. Myoclonic epilepsy masquerading as a tic disorder. Clin Neurol Neurosurg 2007 ; 109 : 509-11.

2）Kent L, Blake A, Whitehouse W. Eyelid myoclonia with absences : phenomenology in children. Seizure 1998 ; 7 : 193-9.

3）Koelfen W, Schultze C, Varnholt V. Ungewöhnliche Symptome bei Hirntumoren im Kindesalter [Unusual symptoms in brain tumors in childhood]. Monatsschr Kinderheilkd 1993 ; 141 : 133-6.

4）Brasić JR. Differentiating myoclonus from tics. Psychol Rep 2000 ; 86 : 155-6.

5）Lacey DJ. Diagnosis of Tourette syndrome in childhood. The need for heightened awareness. Clin Pediatr（Phila）1986 ; 25 : 433-5.

6）Matoth I, Taustein I, Kay BS, Shapira YA. Overuse of EEG in the evaluation of common neurologic conditions. Pediatr Neurol 2002 ; 27 : 378-83.

7）Miller AM, Bansal R, Hao X, et al. Enlargement of thalamic nuclei in Tourette syndrome. Arch Gen Psychiatry 2010 ; 67 : 955-64.

8）Ludolph AG, Pinkhardt EH, Tebartz van Elst L, et al. Are amygdalar volume alterations in children with Tourette syndrome due to ADHD comorbidity? Dev Med Child Neurol 2008 ; 50 : 524-9.

9）Peterson BS, Choi HA, Hao X, et al. Morphologic features of the amygdala and hippocampus in children and adults with Tourette syndrome. Arch Gen Psychiatry 2007 ; 64 : 1281-91.

10）Sowell ER, Kan E, Yoshii J, et al. Thinning of sensorimotor cortices in children with Tourette syndrome. Nat Neurosci 2008 ; 11 : 637-9.

11）Bloch MH, Leckman JF, Zhu H, Peterson BS. Caudate volumes in childhood predict symptom severity in adults with Tourette syndrome. Neurology 2005；65：1253-8.

12）Xu D, Hao X, Bansal R, et al. Unifying the analyses of anatomical and diffusion tensor images using volume-preserved warping. J Magn Reson Imaging 2007；25：612-24.

13）Wolff N, Luehr I, Sender J, et al. A DTI study on the corpus callosum of treatment-naïve boys with 'pure' Tourette syndrome. Psychiatry Res Neuroimaging 2016；247：1-8.

14）Makki MI, Behen M, Bhatt A, Wilson B, Chugani HT. Microstructural abnormalities of striatum and thalamus in children with Tourette syndrome. Mov Disord 2008；23：2349-56.

15）Liu Y, Wang J, Zhang J, et al. Altered Spontaneous Brain Activity in Children with Early Tourette Syndrome：a Resting-state fMRI Study. Sci Rep 2017；7：4808.

16）Wen H, Liu Y, Rekik I, et al. Combining Disrupted and Discriminative Topological Properties of Functional Connectivity Networks as Neuroimaging Biomarkers for Accurate Diagnosis of Early Tourette Syndrome Children. Mol Neurobiol 2018；55：3251-69.

17）Liao W, Yu Y, Miao HH, Feng YX, Ji GJ, Feng JH. Inter-hemispheric Intrinsic Connectivity as a Neuromarker for the Diagnosis of Boys with Tourette Syndrome. Mol Neurobiol 2017；54：2781-9.

18）Greene DJ, Church JA, Dosenbach NU, et al. Multivariate pattern classification of pediatric Tourette syndrome using functional connectivity MRI. Dev Sci 2016；19：581-98.

CQ10 小児チック症に伴う OCD に推奨される治療は何か？

■文献検索式

- PubMed （Tic/Tics disorders/Tourette）＋（therapy/treatment）＋（Comorbidity/Developmental disorder/ Neurodevelopmental disorder/ADHD/ASD/OCD/Eating disorder）＋（Child/infant/Pediatric/Adolescent） 該当文献 81 件

- Cochrane Review 同上 該当文献 38 件

- 医中誌 （チック症/チック/トゥーレット）＋（年齢）＋（治療/薬物療法/精神療法）＋（共存疾患/合併症/ 発達障害/強迫神経症/摂食障害） 該当文献 8 件

以上に加えて，検索された文献の参考文献や総説を含め，委員会で検討し重要と判断した文献も含めた.

■文献

1）Conelea CA, Walther MR, Freeman JB, et al. Tic-related obsessive-compulsive disorder（OCD）：phenomenology and treatment outcome in the Pediatric OCD Treatment Study II. J Am Acad Child Adolesc Psychiatry 2014；53：1308-16.

2）Skarphedinsson G, Compton S, Thomsen PH, et al. Tics Moderate Sertraline, but Not Cognitive-Behavior Therapy Response in Pediatric Obsessive-Compulsive Disorder Patients Who Do Not Respond to Cognitive-Behavior Therapy. J Child Adolesc Psychopharmacol 2015；25：432-9.

3）March JS, Franklin ME, Leonard H, et al. Tics moderate treatment outcome with sertraline but not cognitive-behavior therapy in pediatric obsessive-compulsive disorder. Biol Psychiatry 2007；61：344-7.

CQ11 専門医が行う本人・家族への生活指導内容で伝えることが推奨される内容は何か？

■文献検索式

- PubMed （Tic/Tourette）＋（Child or Pediatric）/Treatment/（psychoeducation or peer counseling or family support）＋（severity or quality of life or adverse event） 該当文献 74 件

- Cochrane Review 同上 該当文献 55 件

- 医中誌 （チック症/トゥレット症）＋小児/治療/生活指導/ピアカウンセリング＋（重症度 or QOL or 有害事象）

該当文献 6 件

以上に加えて，検索された文献の参考文献や総説を含め，委員会で検討し重要と判断した文献も含めた．

■文献

1）Verdellen C, van de Griendt J, Hartmann A, et al. European clinical guidelines for Tourette syndrome and other tic disorders. Part III : behavioural and psychosocial interventions. Eur Child Adolesc Psychiatry 2011；20：197-207.

2）Steeves T, McKinlay BD, Gorman D, et al. Canadian guidelines for the evidence-based treatment of tic disorders : behavioral therapy, deep brain stimulation, and transcranial magnetic stimulation. Can J Psychiatry 2012；57：144-51.

3）Murphy TK, Lewin AB, Storch EA, Stock S；American Academy of Child and Adolescent Psychiatry（AACAP）Committee on Quality Issues（CQI）. Practice parameter for the assessment and treatment of children and adolescents with tic disorders. J Am Acad Child Adolesc Psychiatry 2013；52：1341-59.

4）Ganos C, Martino D, Pringsheim T. Tics in the Pediatric Population : Pragmatic Management. Mov Disord Clin Pract 2017；4：160-72.

5）Kepley HO, Conners S. Management of learning and school difficulties in children with Tourette syndrome. In : Woods DW, Piacentini JC, Walkup JT（eds）. Treating Tourette syndrome and tic disorders : a guide for practitioners. New York : Guilford Press, 2007 : 242-64.

6）Friedrich S, Morgan SB, Devine C. Children's attitudes and behavioral intentions toward a peer with Tourette syndrome. J Pediatr Psychol 1996；21：307-19.

7）Woods DW, Marcks BA. Controlled evaluation of an educational intervention used to modify peer attitudes and behavior toward persons with Tourette's Syndrome. Behav Modif 2005；29：900-12.

8）Pringsheim T, Okun MS, Müller-Vahl K, et al. Practice guideline recommendations summary : Treatment of tics in people with Tourette syndrome and chronic tic disorders. Neurology 2019；92：896-906.

9）Murphy T, Heyman I. Group Work in Young People with Tourette Syndrome. Child Adolesc Ment Health 2017；12：46-8.

CQ12 以下の薬剤は治療薬として推奨されるか？
リスペリドン / アリピプラゾール / 抗てんかん薬（トピラマート，レベチラセタム）/ 極少量レボドパ療法

■文献検索式

● PubMed （Tic/Tourette）+（Child or Pediatric）/（Treatment or medication or pharmacotherapy）/ +（severity or adverse event or quality of life or Exacerbation）
該当文献 47 件

● Cochrane Review 同上
該当文献 39 件

● 医中誌 （チック症 / トゥレット症）+小児 / 治療 / 薬物療法 +（重症度 or 有害事象 or QOL or 増悪）
該当文献 4 件

以上に加えて，検索された文献の参考文献や総説を含め，委員会で検討し重要と判断した文献も含めた．

■文献

1）濱本 優，金生由紀子．チック・トゥレット症の治療・支援③薬物療法．こころの科学 2017；194：61-7.

2）Hamamoto Y, Fujio M, Nonaka M, Matsuda N, Kono T, Kano Y. Expert consensus on pharmacotherapy for tic disorders in Japan. Brain Dev 2019；41：501-6.

3）Seideman MF, Seideman TA. A Review of the Current Treatment of Tourette Syndrome. J Pediatr Pharmacol Ther 2020；25：401-12.

4）Hollis C, Pennant M, Cuenca J, et al. Clinical effectiveness and patient perspectives of different treatment strategies for tics in children and adolescents with Tourette syndrome : a systematic review and qualitative analysis. Health Technol Assess 2016；20：1-450, vii-viii.

5）Pringsheim T, Doja A, Gorman D, et al. Canadian guidelines for the evidence-based treatment of tic disorders : pharmacotherapy. Can J Psychiatry 2012；57：133-43.

6）Roessner V, Plessen KJ, Rothenberger A, et al. European clinical guidelines for Tourette syndrome and other tic disorders. Part

Ⅱ： pharmacological treatment. Eur Child Adolesc Psychiatry 2011 ； 20 ： 173-96.

7) Scahill L, Leckman JF, Schultz RT, Katsovich L, Peterson BS. A placebo-controlled trial of risperidone in Tourette syndrome. Neurology 2003 ； 60 ： 1130-5.

8) Dion Y, Annable L, Sandor P, Chouinard G. Risperidone in the treatment of Tourette syndrome ： a double-blind, placebo-controlled trial. J Clin Psychopharmacol 2002 ； 22 ： 31-9.

9) Murphy TK, Lewin AB, Storch EA, Stock S ； American Academy of Child and Adolescent Psychiatry（AACAP）Committee on Quality Issues（CQI）. Practice parameter for the assessment and treatment of children and adolescents with tic disorders. J Am Acad Child Adolesc Psychiatry 2013 ； 52 ： 1341-59.

10) Yoo HK, Choi SH, Park S, Wang HR, Hong JP, Kim CY. An open-label study of the efficacy and tolerability of aripiprazole for children and adolescents with tic disorders. J Clin Psychiatry 2007 ； 68 ： 1088-93.

11) Murphy TK, Mutch PJ, Reid JM, et al. Open label aripiprazole in the treatment of youth with tic disorders. J Child Adolesc Psychopharmacol 2009 ； 19 ： 441-7.

12) Lyon GJ, Samar S, Jummani R, et al. Aripiprazole in children and adolescents with Tourette's disorder ： an open-label safety and tolerability study. J Child Adolesc Psychopharmacol 2009 ； 19 ： 623-33.

13) Wong IC, Lhatoo SD. Adverse reactions to new anticonvulsant drugs. Drug Saf 2000 ； 23 ： 35-56.

14) Jankovic J, Jimenez-Shahed J, Brown LW. A randomised, double-blind, placebo-controlled study of topiramate in the treatment of Tourette syndrome. J Neurol Neurosurg Psychiatry 2010 ； 81 ： 70-3.

15) Awaad Y, Michon AM, Minarik S. Use of levetiracetam to treat tics in children and adolescents with Tourette syndrome. Mov Disord 2005 ； 20 ： 714-8.

16) Fernández-Jaén A, Fernández-Mayoralas DM, Muñoz-Jareño N, Calleja-Pérez B. An open-label, prospective study of levetiracetam in children and adolescents with Tourette syndrome. Eur J Paediatr Neurol 2009 ； 13 ： 541-5.

17) Hedderick EF, Morris CM, Singer HS. Double-blind, crossover study of clonidine and levetiracetam in Tourette syndrome. Pediatr Neurol 2009 ； 40 ： 420-5.

18) Smith-Hicks CL, Bridges DD, Paynter NP, Singer HS. A double blind randomized placebo control trial of levetiracetam in Tourette syndrome. Mov Disord 2007 ； 22 ： 1764-70.

19) Nomura Y, Segawa M. Neurology of Tourette's syndrome（TS）TS as a developmental dopamine disorder ： a hypothesis. Brain Dev 2003 ； 25（Suppl 1）： S37-42.

20) Black KJ, Mink JW. Response to levodopa challenge in Tourette syndrome. Mov Disord 2000 ； 15 ： 1194-8.

21) 宮崎雅仁. チック障害. 小児内科 2010 ； 42 ： 784-7.

CQ13 小児チック症に対するハビットリバーサル（HRT），チック症のための包括的行動的介入（CBIT）および曝露反応妨害法（ERP）は推奨されるか？

■文献検索式

- PubMed 　（Tic/Tourette）＋（Child or Pediatric）/Treatment/cognitive behavior therapy/Habit reversal ＋（severity or quality of life or adverse event）
該当文献 36 件

- Cochrane Review　同上
該当文献 38 件

- 医中誌　（チック症 / トゥレット症）＋小児 / 治療 / 認知行動療法 / ハビットリバーサル法＋（重症度 or QOL or 有害事象）
該当文献 3 件

以上に加えて，検索された文献の参考文献や総説を含め，委員会で検討し重要と判断した文献も含めた.

■文献

1) Hollis C, Pennant M, Cuenca J, et al. Clinical effectiveness and patient perspectives of different treatment strategies for tics in children and adolescents with Tourette syndrome ： a systematic review and qualitative analysis. Health Technol Assess 2016 ； 20 ： 1-450, vii-viii.

2) Whittington C, Pennant M, Kendall T, et al. Practitioner Review ： Treatments for Tourette syndrome in children and young people - a systematic review. J Child Psychol Psychiatry 2016 ； 57 ： 988-1004.

3) Pringsheim T, Holler-Managan Y, Okun MS, et al. Comprehensive systematic review summary ： Treatment of tics in people with Tourette syndrome and chronic tic disorders. Neurology 2019 ； 92 ： 907-15.

4) Pringsheim T, Okun MS, Müller-Vahl K, et al. Practice guideline recommendations summary : Treatment of tics in people with Tourette syndrome and chronic tic disorders. Neurology 2019 ; 92 : 896-906.

5) Verdellen C, van de Griendt J, Hartmann A, Murphy T ; ESSTS Guidelines Group. European clinical guidelines for Tourette syndrome and other tic disorders. Part III : behavioural and psychosocial interventions. Eur Child Adolesc Psychiatry 2011 ; 20 : 197-207.

6) Steeves T, McKinlay BD, Gorman D, et al. Canadian guidelines for the evidence-based treatment of tic disorders : behavioural therapy, deep brain stimulation, and transcranial magnetic stimulation. Can J Psychiatry 2012 ; 57 : 144-51.

7) Rizzo R, Pellico A, Silvestri PR, Chiarotti F, Cardona F. A Randomized Controlled Trial Comparing Behavioral, Educational, and Pharmacological Treatments in Youths With Chronic Tic Disorder or Tourette Syndrome. Front Psychiatry 2018 ; 9 : 100.

8) Sukhodolsky DG, Woods DW, Piacentini J, et al. Moderators and predictors of response to behavior therapy for tics in Tourette syndrome. Neurology 2017 ; 88 : 1029-36.

9) Woods DW, Piacentini J, Chang SW, et al. Managing Tourette Syndrome : A Behavioral Intervention for Children and Adolescents : Therapist Guide. New York ; Oxford University Press, 2008.

10) Woods DW, Piacentini JC, Chang SW, Deckersbach T, Ginsburg GS, Peterson AL, et al.（著）, 金生由紀子, 浅井逸郎（監訳）. チック症のための包括的行動的介入（CBIT）セラピストガイド. 東京：丸善出版, 2018.

11) Yates R, Edwards K, King J, et al. Habit reversal training and educational group treatments for children with tourette syndrome : A preliminary randomised controlled trial. Behav Res Ther 2016 ; 80 : 43-50.

12) Bliss J. Sensory experiences of Gilles de la Tourette syndrome. Arch Gen Psychiatry 1980 ; 37 : 1343-7.

13) Verdellen CW, Keijsers GP, Cath DC, Hoogduin CA. Exposure with response prevention versus habit reversal in Tourettes's syndrome : a controlled study. Behav Res Ther 2004 ; 42 : 501-11.

14) van de Griendt JMTM, van Dijk MK, Verdellen CWJ, Verbraak MJPM. The effect of shorter exposure versus prolonged exposure on treatment outcome in Tourette syndrome and chronic tic disorders - an open trial. Int J Psychiatry Clin Pract 2018 ; 22 : 262-7.

15) Cook CR, Blacher J. Evidence-Based Psychosocial Treatments for Tic Disorders. Clin Psychol Sci Pract 2007 ; 14 : 252-67.

16) van de Griendt JMTM, Verdellen CWJ, van Dijk MK, Verbraak MJ. Behavioural treatment of tics : habit reversal and exposure with response prevention. Neurosci Biobehav Rev 2013 ; 37 : 1172-7.

17) Nissen JB, Kaergaard M, Laursen L, Parner E, Thomsen PH. Combined habit reversal training and exposure response prevention in a group setting compared to individual training : a randomized controlled clinical trial. Eur Child Adolesc Psychiatry 2019 ; 28 : 57-68.

18) Andrén P, Aspvall K, Fernández de la Cruz L, et al. Therapist-guided and parent-guided internet-delivered behaviour therapy for paediatric Tourette's disorder : a pilot randomised controlled trial with long-term follow-up. BMJ Open 2019 ; 9 : e024685.

CQ14 内服治療の終了が推奨される時期はいつか？

■文献検索式

● PubMed （Tic/Tourette）＋（Child or Pediatric）/（Treatment or medication）/（discontinuation or quit）＋（severity or（adverse event or side effect）or prognosis or relapse rate）
該当文献 33 件

● Cochrane Review　同上
該当文献 27 件

● 医中誌 （チック症/トゥレット症）＋小児/治療/（内服中止 or 内服終了）＋（重症度 or 有害事象 or 生命予後 or 再燃率）
該当文献 3 件

■文献

1) Rizzo R, Gulisano M, Calì PV, Curatolo P. Long term clinical course of Tourette syndrome. Brain Dev 2012 : 34 : 667-73.

2) Steeves T, McKinlay BD, Gorman D, et al. Canadian guidelines for the evidence-based treatment of tic disorders : behavioral therapy, deep brain stimulation, and transcranial magnetic stimulation. Can J Psychiatry 2012 ; 57 : 144-51.

3) Verdellen C, van de Griendt J, Hartmann A, Murphy T ; ESSTS Guidelines Group. European clinical guidelines for Tourette syndrome and other tic disorders. Part III : behavioral and psychosocial interventions. Eur Child Adolesc Psychiatry 2011 ; 20 : 197-207.

4）Murphy TK, Lewin AB, Storch EA, Stock S ; American Academy of Child and Adolescent Psychiatry（AACAP）Committee on Quality Issues（CQI）. Practice parameter for the assessment and treatment of children and adolescents with tic disorders. J Am Acad Child Adolesc Psychiatry 2013 ; 52 : 1341-59.

5）Hollis C, Pennant M, Cuenca J, et al. Clinical effectiveness and patient perspectives of different treatment strategies for tics in children and adolescents with Tourette syndrome : a systematic review and qualitative analysis. Health Technol Assess 2016 ; 20 : 1-450, vii-viii.

索引

和文

欧文

小児チック症診療ガイドライン

ISBN978-4-7878-2565-0

2024 年 2 月 15 日　初版第 1 刷発行

監　　　修	一般社団法人　日本小児神経学会	
編　　　集	チック症診療ガイドライン策定ワーキンググループ	
発 行 者	藤実正太	
発 行 所	株式会社　診断と治療社	

〒 100-0014　東京都千代田区永田町 2-14-2　山王グランドビル 4 階

TEL：03-3580-2750（編集）　03-3580-2770（営業）

FAX：03-3580-2776

E-mail：hen@shindan.co.jp（編集）

　　　　eigyobu@shindan.co.jp（営業）

URL：http://www.shindan.co.jp/

印刷・製本　　広研印刷 株式会社

© 一般社団法人　日本小児神経学会，2024. Printed in Japan.　　　　［検印省略］
乱丁・落丁の場合はお取り替えいたします．